ストレスと
上手につきあう
100のワーク

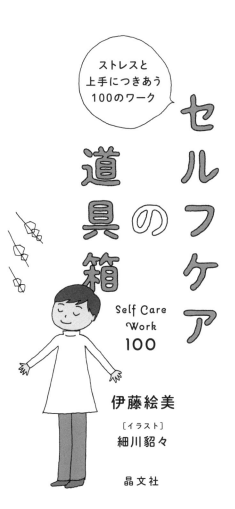

# セルフケアの道具箱

Self Care Work 100

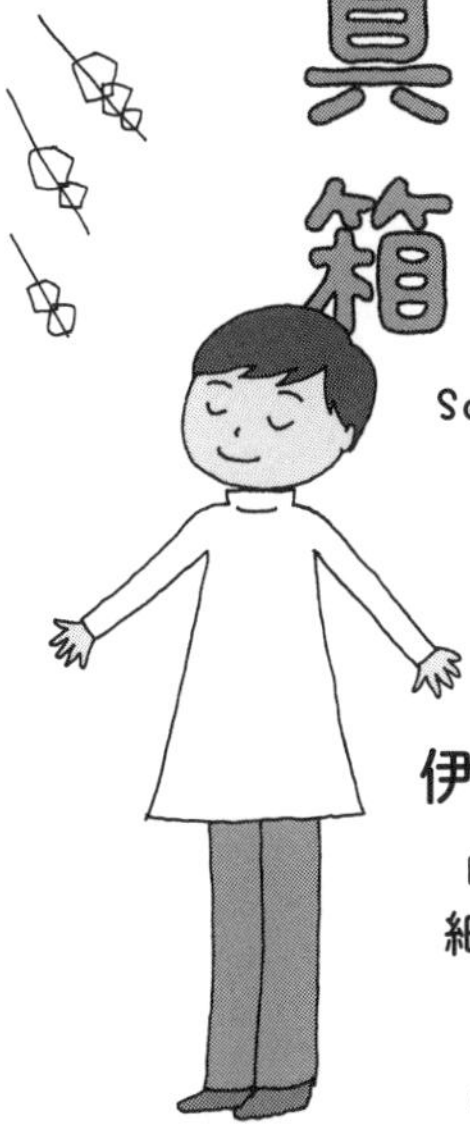

伊藤絵美

［イラスト］
細川貂々

晶文社

BookDesign
Albireo

# はじめに

皆さん、こんにちは。この本を手に取ってくださり、ありがとうございます。伊藤絵美と申します。私は心理カウンセラー（臨床心理士、公認心理師という資格を持っています）として、約30年にわたって、心理学を学び、多くのクライアントにカウンセリングを提供しています。家族カウンセリングをするときもありますが、多くは一対一でクライアントと継続的にお目にかかり、何らかの悩みや苦しみからの回復のお手伝いをしています。カウンセリングを通じて、クライアントが回復し、元気になっていく過程に同行させてもらうのは、私にとってこの上ない喜びです。

ところで、クライアントが「回復する」ってどういうことでしょうか？　何をもってクライアントが「回復した」と言えるのでしょうか？　思うに、それは

「セルフケア」が上手になることです。セルフケアとは、「自分で自分を上手に助ける」ということです。カウンセリングを通じて回復し、元気を取り戻していったクライアントは全て、このセルフケアがとても上手にできるようになっています。セルフケアが上手になったからこそ、回復したのだと言い換えることもできるでしょう。セルフケアこそが、回復の「鍵」なのです（ちなみにここで言うセルフケアには、「誰かに相談する」「誰かの助けを借りる」ということも含まれます。セルフケアとは、「ひとりぼっちで、孤独に自分を助けること」ではありません。互いに助け合いながらのセルフケアこそが、回復にとっては重要です。これはとても重要なことなので、よーく覚えておいてくださいね）。

一方、カウンセラーとしての私には、ひとつの大きな問題意識がありました。それは私一人がカウンセリングを提供できるのは、ほんのわずかな人たちにすぎない、ということです。

私が運営するカウンセリングルームに、クライアントに足を運んでもらい、じっくりと話を聞き、カウンセリングをする、というのは、とても時間とエネルギーを要する営みです。1回カウンセリングをしたからといって回復するということは、まずありません。何度も何度も継続的に通ってもらい、様々な課題に一緒に、粘り強く取り組むことを通じて、やっと回復がもたらされます。時間もかかりますが、お金もかかります。私が運営するカウンセリングルームは東京にありますので、首都圏以外の人はなかなか通うことができません。それどころか、私のカウンセリングルームは現在予約でいっぱいで（それはそれでありがたいことではありますが）、通いたくても通えない方も大勢いらっしゃいます。経済的な理由で通えない方も、少なくないことでしょう。

もちろんカウンセラーはこの世に私一人だけではありません。世の中には、私より腕のいいカウンセラーがおられることも知っています。しかしカウンセリングをめぐる状況は私と同じで、困っている人、苦しんでいる人、すなわちカウンセリングが役に立つかもしれない人の数に比べ、カウンセラーが少なすぎる、あるいはカウンセリングを受けることのできる人が少なすぎる、という問題が確実にあると私は考えています。

そこで私は本書を書くことを思い立ちました。曲がりなりにも30年にわたってカウンセラーとしてフルに仕事をしてきた私のなかに蓄積された知識と経験に基づいた、セルフケアのための具体的な考え方と手法を惜しみなく紹介する本を書こうと思ったのです。

私が志向するのは、専門的には、「ストレスマネジメント」「認知行動療法」「マインドフルネス」「スキーマ療法」といったもので、これらは実証的に研究され、エビデンス（証拠）が見出されている理論だったり手法だったりします。つまり単に私（伊藤）という一人のカウンセラーの経験として「効果があった」というだけでなく、実証研究を通じて「効果がある」と広く認められているアプローチを、皆さんにお伝えしようとするものです。

もちろん本書を読むことと、「プロのカウンセラーのカウンセリングを受ける」というのは、同じことではありません。「この本を読んだからといって、カウンセリングを直接受けるのと同様の効果は得られないだろう」と思われる人がいるかもしれません。そしてもしかしたら、それはその通りなのかもしれませんが、ちょっと待ってください。

実は、私の専門とする認知行動療法については、カウンセラーと一緒に取り組む場合と、ワークブックやインターネットを通じて取り組む場合とで、さほど効果に差はなく、どちらでもしっかり取り組めば高い効果が同等に得られることが、複数の研究で報告されています。それらの研究を踏まえると、「本書に取り組むことによる効果と、伊藤のカウンセリングを受けることの効果は、同等かもしれない」と言うこともできるでしょう。そして本書に取り組むほうが、カウンセリングを受けるより、はるかにお金がかからず、自分の生活時間の中で、自分の都合に合わせて行うことができるのです。希望を持ちましょう。

先にも書いたとおり、本書のベースには、ストレスマネジメント、認知行動療法、コーピング、マインドフルネス、スキーマ療法といった理論や手法がありま す。どれもかなり専門的なものです。しかし本書を書くにあたっては、専門用語を極力使わないように努めました（どうしても必要な用語については、解説をつけた上で必要最小限、用いています。ごめんなさい）。

また、人は弱っていたり苦しんでいたりするとき、文字を読むのは非常にしんどいものです。特に長い文章などは、なかなか頭に入ってきません。したがって、本書においては、できるだけ平易な言葉を使い、シンプルな文章になるよう努めました。

だからといって手を抜いたわけではまったくありません。専門用語は含まれていなくても、本書に最初から最後まで取り組んでもらえれば、専門的な心理学やカウンセリングの知識とスキルが一通り身につけられるように構成されています。

ただし、ここで一つだけおことわりしておきます。本書において、「外在化《がいざいか》」という専門用語だけは頻繁に使わせてもらっています。「外在化」とは、心や身体の現象について、紙に書き出したり、スマホに打ち出したりすることを言います。要するに、皆さんの心身の「内側」で生じた現象を、紙やスマホといった「外側」の媒体に「出す」ということです。それを「外在化」と心理学では呼んでいます。

この「外在化」の作業は、ありとあらゆる意味でとても重要で、効果があるものです。本書では、この「外在化」という言葉がしょっちゅう出て来ますが、皆さんにはぜひ、この言葉だけには慣れてほしいと思うのです。よろしくお願いします。

ところで、さきほど私は「本書に取り組む」という言い方を何度かしました。これはどういうことかと言うと、本書は「単なる読み物」ではない、ということです。本書で紹介している様々なワークに実際に取り組んでもらうことを目的としています。

算数のドリルを、ただ読むだけで計算力が上がる人はいないでしょう。ドリルを実際にやってみる、すなわち取り組んでみる必要が絶対にありますね。料理のレシピをただ読むだけで、料理の腕前が上がることは決してありませんよね。実際にレシピに沿って作ってみる、すなわち取り組む必要があります。

本書もそれらと全く同じで、ただ読むのではなく、紹介されているワークに実際に取り組んでみてください。もちろん全てじゃなくて構いません。弱っている人、苦しんでいる人が、本書で紹介する全てのワークに取り組むのは、かなり難しいと思います。次に示す「本書への取り組み方」を読んでいただき、できる範囲で、決して無理することなく、でも今のご自分でもできそうなワークには、ちょっとだけ頑張って取り組んでもらいたいのです。

私たちの心と身体はとっても正直です。あなたが取り組んだ分、あなたの心身はちょっとだけ楽になったり回復したりするはずです。本書で紹介するワークはどれも、劇的な効果をもたらすものではありません。得られるのはささやかな効果です。でも「塵も積もれば山となる」という素晴らしいことわざが示す通り、ささやかな効果が積み重なって、最終的には回復が確かなものになるのです。

本書が、「ストレスがたまって、困っている人」「今心身がとても弱っている人」「助けが必要だとわかっているけれども、どうしてよいのかわからず、途方に暮れている人」「日々の生活に追いまくられており、セルフケアについてじっくり考える時間的余裕がない人」「経済的な、あるいはその他のさまざまな理由で有料のカウンセリングを受けたくても受けられない人」「何らかの生きづらさを抱えており、そこから何とか回復したいと願っている人」……といった問題を抱える全ての方々にとって、セルフケアの手助けになることを願っています。

## 本書への取り組み方

本書は10章構成になっており、1つの章につき10個のワークを紹介しています。つまり「10×10＝100個のワーク」を紹介しているわけです。

★本書の構成
第1章　とりあえず、落ち着く
第2章　誰かとつながる
第3章　ストレッサーに気づいて書き出す
第4章　ストレス反応に気づいて書き出す
第5章　マインドフルネスを実践する（身体、行動、五感を使って）
第6章　マインドフルネスを実践する（思考、イメージ、感情に気づいて手放す）

第7章　小さなコーピングをたくさん見つけよう
第8章　生きづらさの「根っこ」と「正体」を見てみよう
第9章　「呪いのことば」から「希望のことば」へ
第10章　「内なるチャイルド」を守り、癒す

まず皆さんには、次頁に提示してある、2つの「ものさし」を使って、今のご自身の心身の状態をチェックしてもらいましょう。

・「今、自分はどれだけ苦しいか」
・「今、自分はどれだけしあわせか」

最初のものさしが「苦しさのものさし」、2つ目のものさしが「しあわせのものさし」です。それぞれに数字をつけてみます。数字は直感的なもので構いません。そしてこの2つの数字が、現在のあなたの心身のコンディションをあらわすものとなります。皆さんには、本書に取り組みながら、ぜひ、適宜これらのものの

今、自分はどれだけ苦しいか

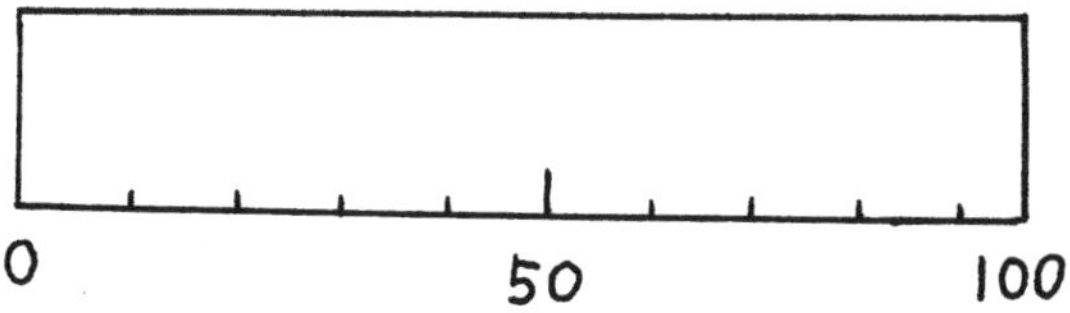


今、自分はどれだけしあわせか

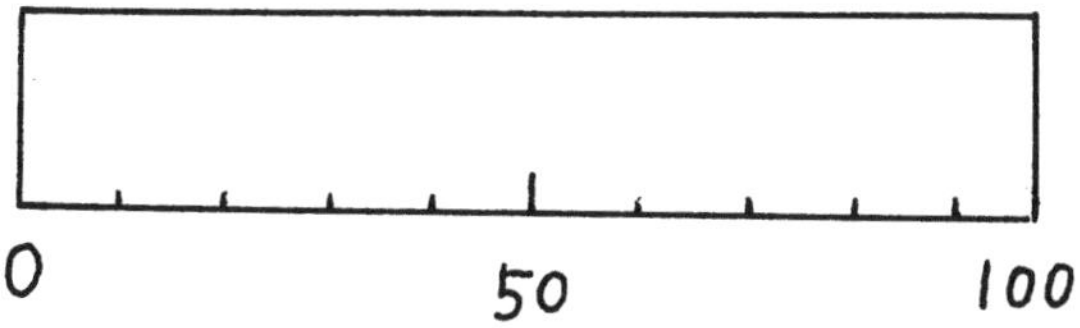

さしを使って、その時々のご自身のコンディションを確認するようにしてください。巻末の「ものさしの記録」に記入しましょう。スマホや手帳に記録を取ってもらってもいいです（これらが、かの「外在化」です）。本書の目的は、皆さんの「苦しさのものさし」の数値が少しでも低くなっていくこと、そして「しあわせのものさし」の数値が少しでも高くなっていくことです。

もしあなたの今現在の「苦しさのものさし」が90点を超えていたら、あなたは今、相当に苦しくてつらい状態にあるとみなします。あまりにも苦しすぎて、生きているのがやっと、という感じかもしれません。混乱していて、自分が何に対して苦しんでいるのかさえ、よくわからなくなっているかもしれません。

このような場合、あなたには、とにかくいったん落ち着いてもらう必要がありま す。その場しのぎでもよいから、とにかくいったん落ち着き、我に返る必要があります。そして誰かの助けを借りる必要が絶対にあります。ひとりぼっちでいてはいけません。少なくとも「心のなか」をひとりぼっちにさせておいたままではいけません。

したがって、現時点で「苦しさのものさし」が90点を超えている人は、第1章「とりあえず、落ち着く」の10個のワークのうち、少なくとも2つか3つ、そして第2章「誰かとつながる」の10個のワークのうち、これもやはり少なくとも2つか3つ、「自分のためだ！」「自分をケアするためだ！」「とにかく自分を助けるんだ！」と思い定めて、実際に取り組んでみてください。

できれば両方とも「3つ」がいいです。3つあれば、どれかが役に立つ可能性が高まるので。それらのワークに一度だけ取り組んでも、おそらく何も起こりません。「こんなことやって何になるの？」「やっぱりこんなワークでは私は楽になれない」とがっかりするかもしれません。しかしここであきらめないでください。絶望しないでください。上にも書いた通り、本書のワークの効果は、とてもささやかなもので、だからこそ続けて取り組むことに意味があります。

そんなわけで、「苦しさのものさし」が90点以上の人は、ぜひ第1章と第2章において、選択した2つか3つのワークを（できれば3つがいいです！）、1か月間、毎日、取り組み続けてください。1か月取り組み続けたら、もう一度、2

つのものさしで、自分のコンディションをチェックしてみます。
点数が少しでも下がっていたら、それまで取り組んでいたワークをその後も続けながら、第3章以降に進みましょう。「苦しさのものさし」の点数がちっとも下がっていなかったら、さらに1か月間、第1章と第2章でこれまで取り組んでいたワークをそのまま続けるか、第1章と第2章から別のワークを選択し直して(できればそれぞれ3つ)、新たにそれらに取り組むことにしましょう。そして1か月後、再度、2つのものさしで自分のコンディションをチェックしてみましょう。

「苦しさのものさし」が90点未満だった方は、どのように本書に取り組めばよいでしょうか。第1章の「とりあえず、落ち着く」は飛ばしてもらってもよいかもしれません。ただ今後、生きているなかで、「苦しさのものさし」が90点を超えることが、ときにはあるかもしれません。そんなときこそ、第1章のワークを試してみてください。一方、第2章のワークのなかには、今がうんとつらくなくても、あなたに役に立つものがあるはずです。1つか2つでよいので、できそうなワークを試してみましょう。ワーク10の「サポートネットワークを書き出す」などは、お薦めのワークです。

その後、第3章以降は、一応、皆さんが順番に読み進め、順番に取り組むことを想定して構成されています。したがって、できれば第3章、第4章、第5章……と、順に取り組んでいってもらいたいと著者としては思うのですが、「そういうのは堅苦しい」「取り組みたいワークだけに取り組みたい」「むしろ最後のほうに紹介されているワークに興味がある」という人もおられるでしょう。

その場合、気の向くままに、好きなように取り組んでもらっても全然構いません。順番通りではなく、ランダムに、あるいは自分の好みに沿って取り組んでもらっても、ちゃんと効果がでるように構成していますので、どのような順序で取り組むかは、あなた自身にお任せします。

ただ、とにかく皆さんにお願いしたいのは、「読むだけでなく、実際に取り組んでね！」ということと、「一度きりでなく、繰り返し何度も取り組んでね！」

ということです。1つのワークを選んだら、とにかく毎日続けてください。少なくとも1週間、できれば1か月は続けてください。そして、「継続して取り組み続けることによる、ささやかな効果」を確認してください。

1か月続けて効果が全く出ないワークは、本書にはひとつもありません。じれったく、もどかしいかもしれませんが、続けて取り組むこと自体に大きな意味があるのです。筋トレや楽器の練習と全く同じですね。続けること、それが一番大事です。急ぐ必要はありません。1年か2年ぐらいかけて本書全体に取り組むぐらいのイメージで十分です。カウンセリングを通じて人が回復するのにも、それぐらいはかかるのですから。

最後に、現在メンタルクリニック、精神科、心療内科等に通院中の方、そして何らかのカウンセリングを受けている最中の方、カウンセリングでなくても何らかの支援を受けている方については、ぜひ治療者や援助者に対し、あなたが本書に取り組むことについて、前もって話しておいてください。

こんなことは滅多にないと思いますが、万が一、主治医の先生が「今はやめておいたほうがよい」とおっしゃる場合は、その指示に従ってください。そしてもう少し状態がよくなったときに、再度、本書に取り組んでもよいか、アドバイスをもらってください。ほとんどの場合は、「そうなんだ。頑張ってね」と励ましてもらえることと思います。

その場合、ぜひ折に触れて、本書への取り組みについて治療者や援助者に報告し、応援してもらってください。ぜひそれらの方々に、本書に取り組むあなたのサポーターになってもらいましょう。あるいは家族や友人、同僚などに本書への取り組みについて伝えていただき、彼ら・彼女らにサポーターになってもらうこともできますね。

「サポーターになってくれる人など、誰もいない」という方も、がっかりしないでください。著者である私が、あなたにとって一番のサポーターです。そのために本書を書いたのですから。私（伊藤）がいつでもあなたを応援しているということを、忘れないでいてくださいね！

著者

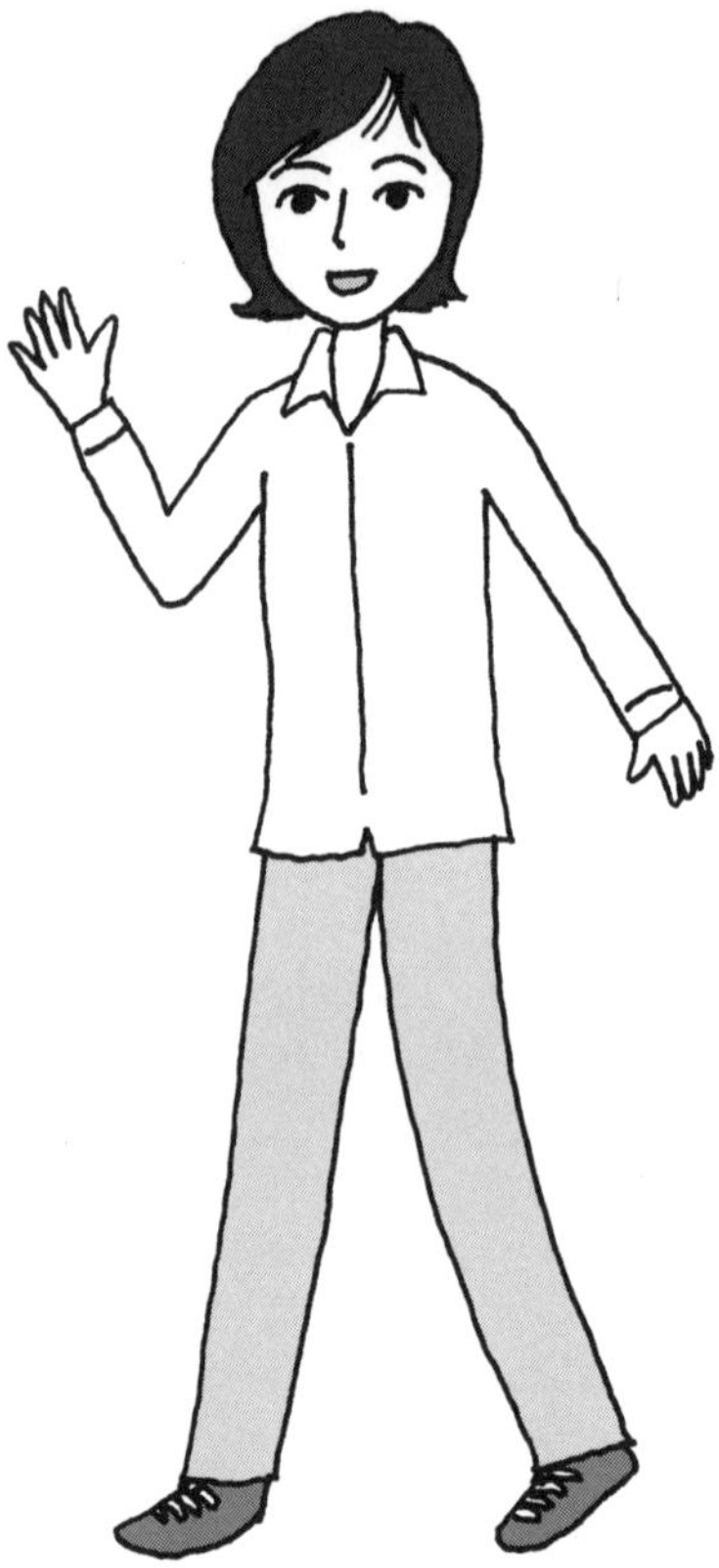

Contents

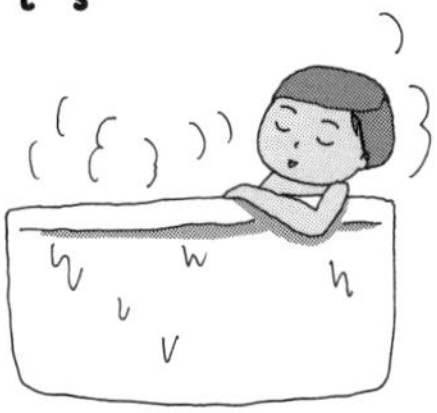

## 第1章

# とりあえず、落ち着く

第2章

# 誰かとつながる

# 第3章

# ストレッサーに気づいて書き出す

# 第4章

# ストレス反応に気づいて書き出す

# 第5章

# マインドフルネスを実践する

## （身体、行動、五感を使って）

# 第6章

# マインドフルネスを実践する（思考、イメージ、感情に気づいて手放す）

# 第7章

# 小さなコーピングをたくさん見つけよう

# 第8章
# 生きづらさの「根っこ」と「正体」を見てみよう

# 第9章
# 「呪いのことば」から「希望のことば」へ

# 第10章
# 「内なるチャイルド」を守り、癒す

# 第1章

# とりあえず、落ち着く

## 解説

「苦しさのものさし」が90点を超えている人は、まずは第1章で紹介する10個のワークのうち、どれかに取り組んでみてください。同時に第2章の「誰かとつながる」にも取り組んでくださいね。「本書への取り組み方」にも書いた通り、2つか3つのワークを選び、それらを短時間でよいのでとにかく毎日行ってください。

「苦しさのものさし」が90点を超えていなくても、「とにかくしんどい」「ひとまず落ち着きたい」という人は、まず第1章のワークに取り組み、「ひとまず落ち着く」「ひとまず我に返る」スキルを身に着けることが役に立つでしょう。どれも「自分を助けるんだ！」との決意のもとで、大真面目に取り組んでください。

「こんなことやって何になるんだ!」「やったってどうせ役に立たない」という思いが出てきたら（苦しいときほど、そういう思いが出てくるものです）、その思いをわきに置いておき、ワークに集中してみましょう。集中が難しい場合は、「集中しているフリ」をしてみましょう。「フリ」をしているうちに、いつの間にか集中していた、ということが人間にはよくあるのです。

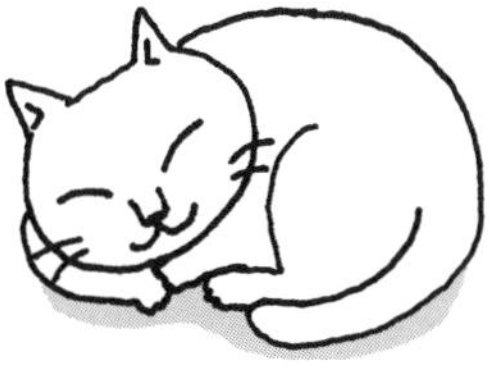

work 1

## 自分の苦しさを認めて受け入れる

「私は苦しい！」「つらくてたまらない！」「どうしてよいかわからない！」「もう生きていたくない！」「もう死んでしまいたい！」「苦しすぎて、どうにかなってしまいそう！」「このままじゃ発狂する！」「どうなってもいい！」「どうにでもしてくれ！」……など、なんでも構いません。

あなたの「心の叫び」を封印せず、言葉にして、左頁の吹き出しに大きな文字で書き出しましょう。吹き出しが小さすぎれば、手元にあるコピー用紙の裏紙やチラシの裏など、大きな紙に書き殴ってみましょう。書き出すだけでなく、実際に叫んでもいいですよ。部屋の中でも、道を歩きながらでも、お風呂やトイレの中でも、海に向かってでも、「私は苦しい！」と叫んでみましょう。

第1章

# とりあえず、落ち着く

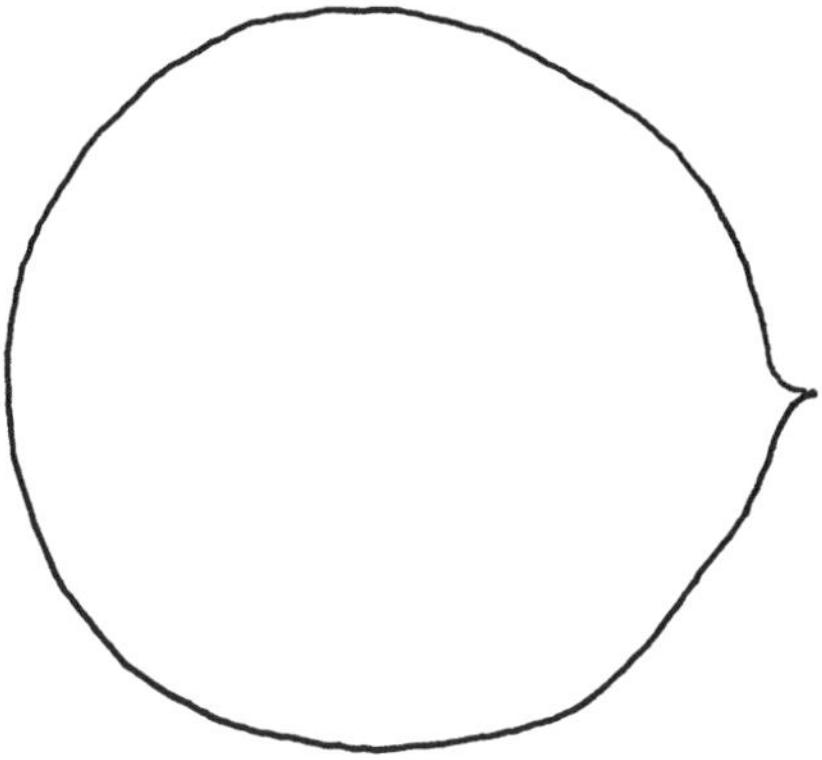

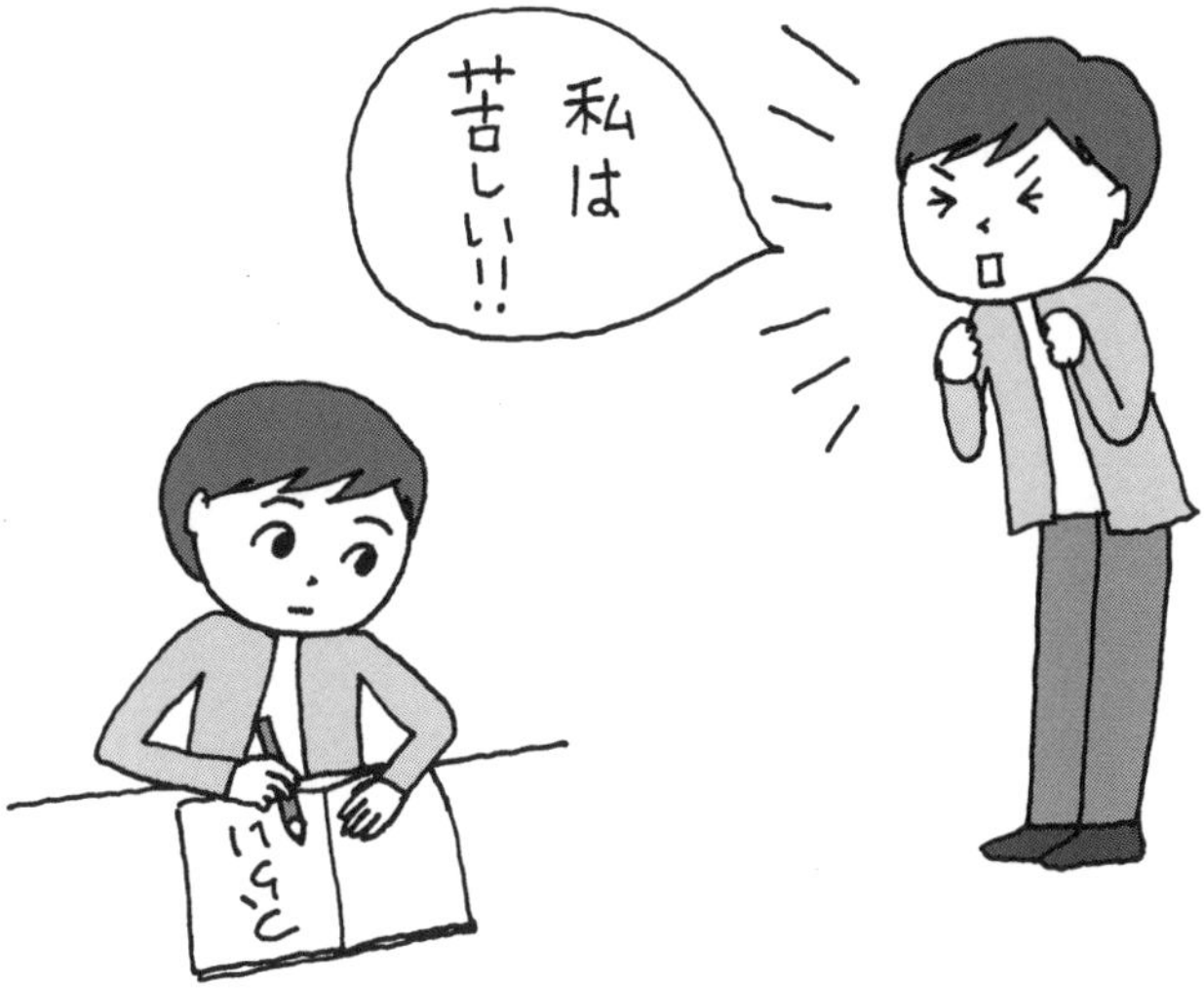

work 2

## 手を使って身体をなでたり、トントンしたりする

自分の手を使って、身体のどこかを優しくなでたり、トントンと軽くタッチすると、心身の苦しさがやわらぎます。なでたりタッチしたりするのは、身体のどこでも構いません。頭、首、肩、鎖骨まわり、お腹のあたり、お尻、太もも、すね、膝、どこでもいいのです。できれば目を閉じて、自分の手の重さや温かさ、タッチによる優しい刺激を身体で感じながら、しばらく続けてみましょう。「いち、に、さん、し」と数を数えながらなでたりタッチしたりしてもよいでしょう。

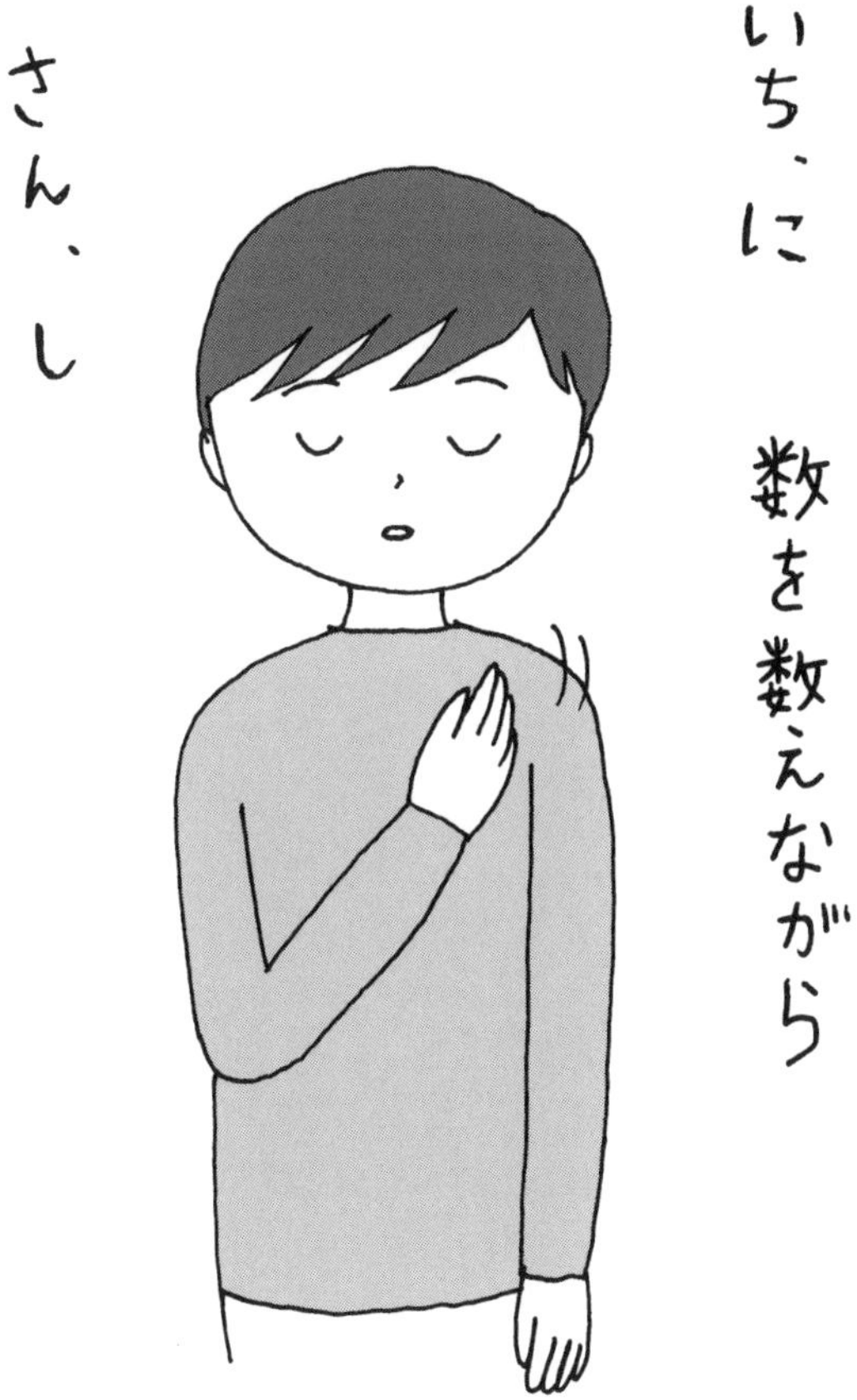
いち、に
数を数えながら
さん、し

work

# 3

## 傷つけずに、身体に強めの刺激を与える

リストカットといった「自傷行為」ではなく、身体に強めの刺激を与えます。「強めの刺激」とは、たとえば、手の甲や腕をぎゅーっとつねる、氷を握りしめる、氷水に両手をつける、爪で頭皮をぎゅーっと押す、こぶしで太ももを強く押す、など何でも構いません。そしてその刺激による身体の感覚に注意を向けます。その感覚に集中することによって、我に返ることができます。

(※注：このワークの目的はあくまでも「我に返る」ことであり、身体に痛みを与えることではありません。もしエスカレートして自傷行為に発展しそうであれば、すぐにこのワークを中止し、この章の他のワークを試すようにしてください)

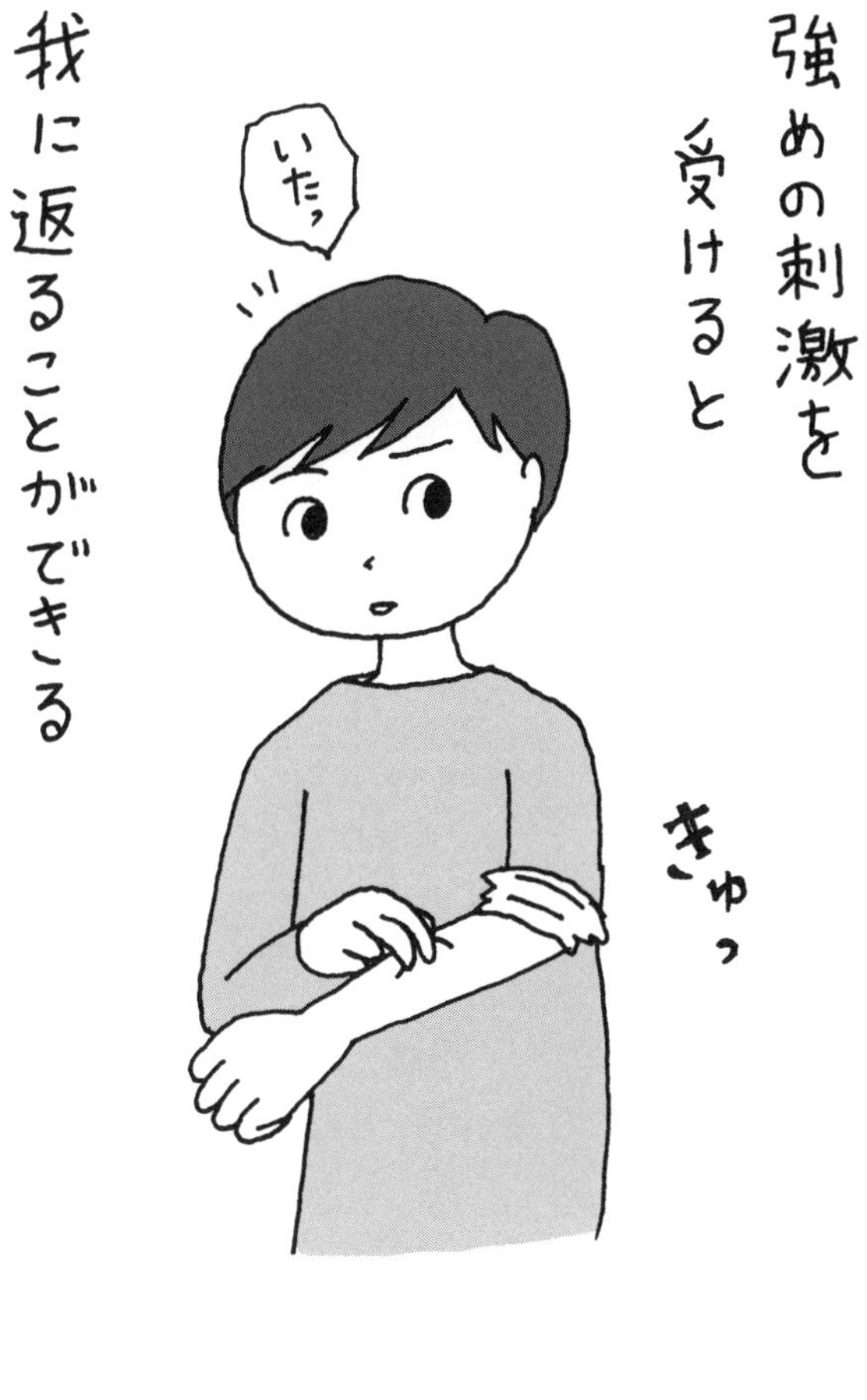
強めの刺激を受けると
我に返ることができる
いたっ
きゅっ

work
# 4
## 下へ下へと身体の力を落とす
## グラウンディング

苦しいとき、つらいとき、不安なとき、私たちの身体の力は、上へ上へと向かう傾向があります。だから呼吸が浅くなったり、肩が凝ったり、頭が痛くなりがちなのです。そこで、苦しいときこそ、身体の力や重心を、意識して下へ下へと落とすようにします。

たとえば、座りながら両足の裏を床にべたりと押し付ける、立ちながらお尻の穴をしめ両足で大地にしっかりと立っているのを感じる、お相撲さんの真似をしてしこを踏む、スーパーに行って5キロのお米を実際に持ってみる、重い荷物を持つときにその重みを下半身で感じる、といったやり方があります。地球の重力が下からあなたを引っ張っているイメージを持つのもよいでしょう。

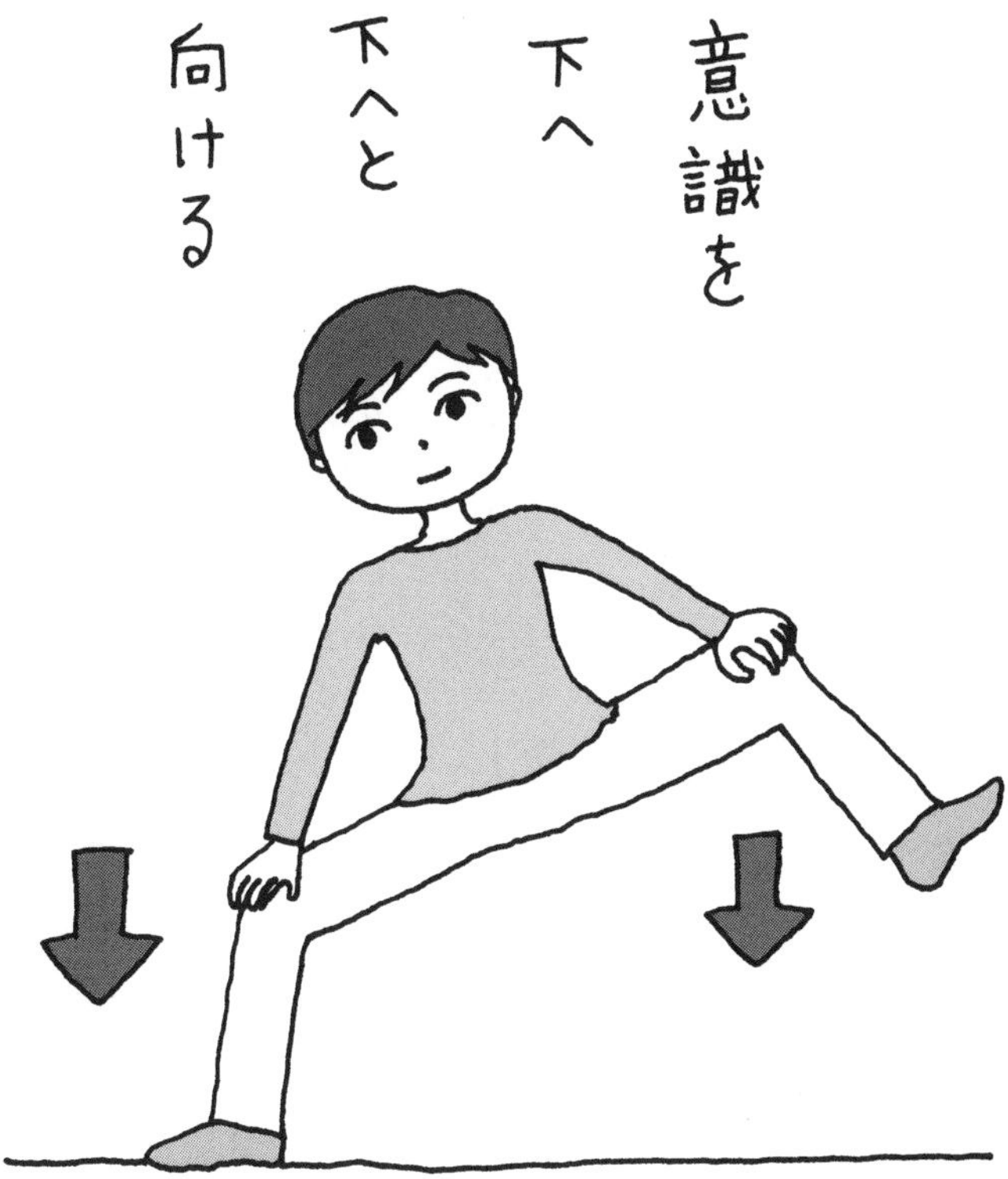
意識を
下へ
下へと
向ける

work 5

# 大きな布やストールや毛布にくるまれる

何かやわらかくて大きなものにふんわりとくるまれると、安心したり落ち着いたりできるものです。椅子に座って布を頭や肩にかけてもいいし、毛布の中にもぐりこんで、その中で身体を丸めてもいいでしょう（胎児のポーズ）。カーテンを身体に巻き付けることもできます。

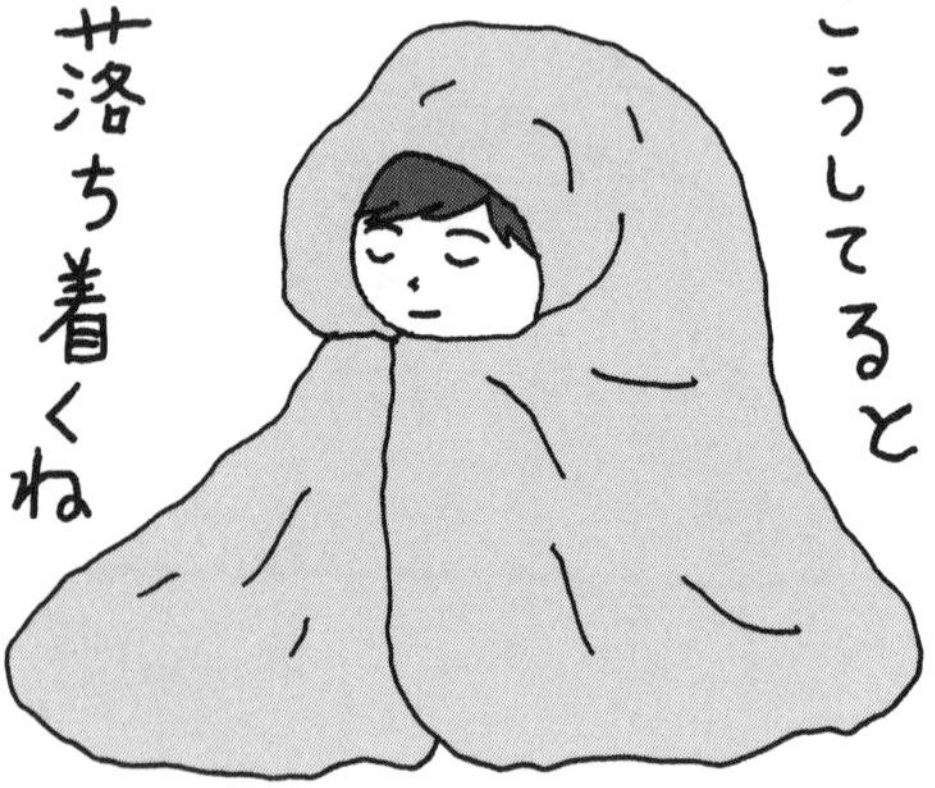

## work 6

# 身体の一部にギューッと力をこめた後に、その力をパッと（ふっと）抜く（筋弛緩法）

両手のこぶしを力強く、ギューッと握りしめ、3つ数えたらパッと手を開き、力が抜けた感覚を味わいましょう。または両肩をギューッと上に持ち上げ、3つ数えたら肩を下に落とし、力が抜けた感覚を味わいましょう。あるいは両手を胸の前で合わせて、ギューッと左右のてのひらで押し合い、3つ数えたら手を放し、力が抜けた感覚を味わいましょう。

他にも、両目をギューッとつぶり、3つ数えたら目を開けるとか、両耳の上の部分を両手でギューッとつかんで上に持ち上げ、3つ数えたら耳から手を放すとか、いろいろと応用できます。

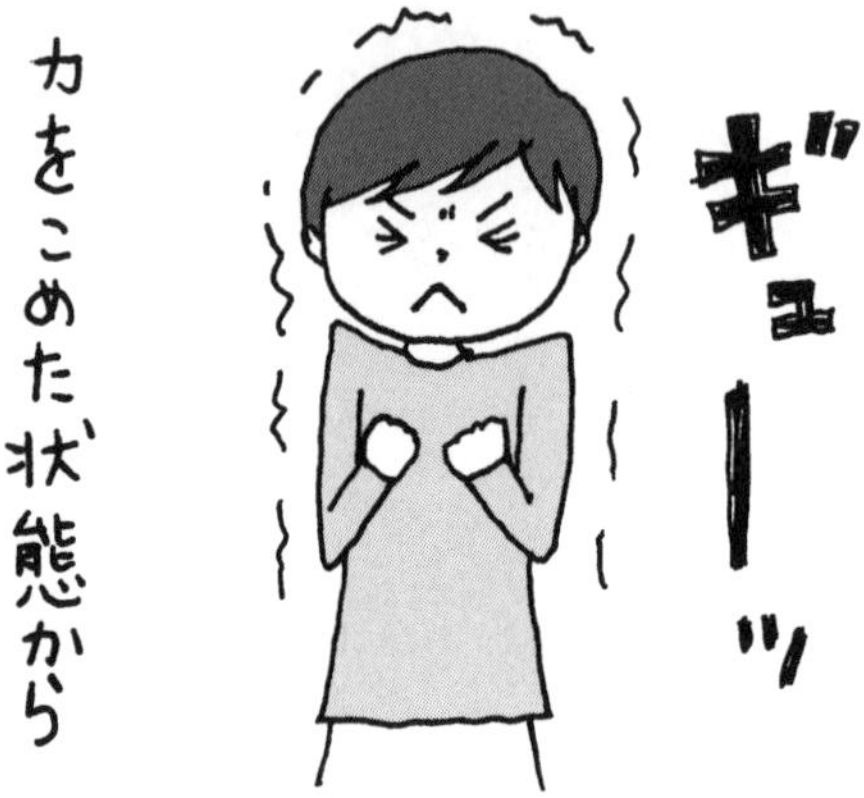
力をこめた状態から
ギューッ

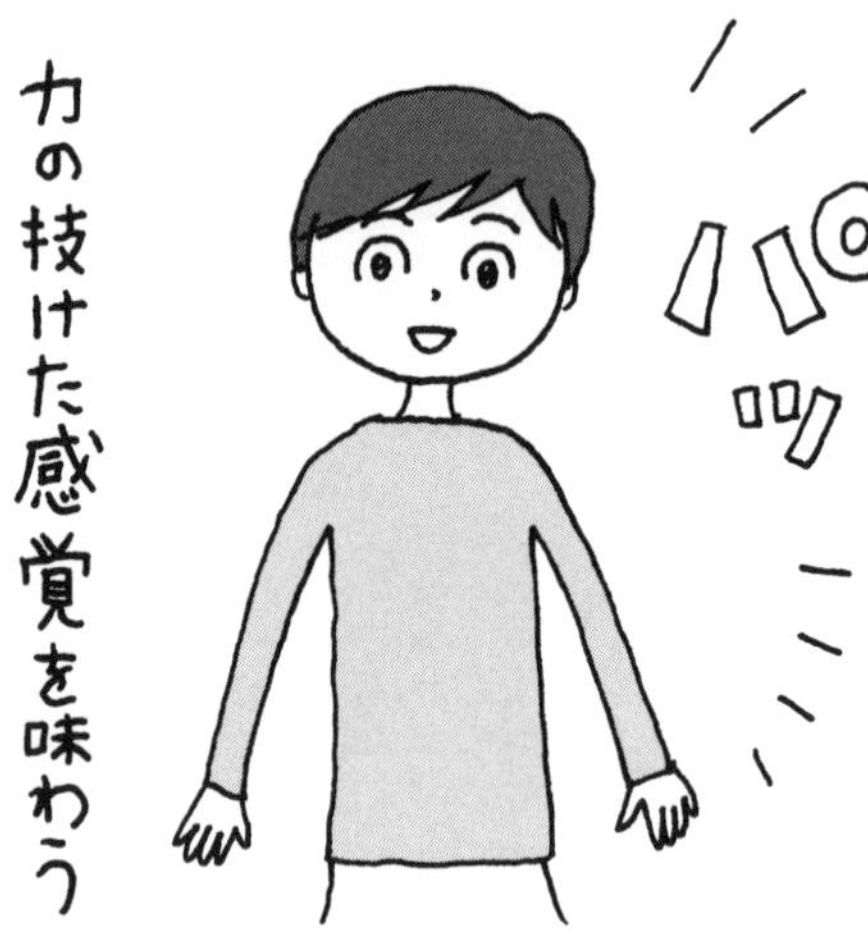
力の抜けた感覚を味わう
パッ

work 7

# 大げさに息を吐きまくる

「ため息」というのは、心身の緊張や疲れを取るための「身体の知恵」です。であれば、意図的にため息をつく、すなわち大げさに息を吐く、というのは、いつでもどこでもどんな状態でもできる最強のセルフケアです。ぜひ1回や2回ではなく、5回でも10回でも、大げさなため息を繰り返してください。

息を吸い続けると「過呼吸」という副作用がついてくる恐れがありますが、息を吐き続けることには副作用が全くなく、いいことしかありません。

# 大げさな ため息は 最強のセルフケア

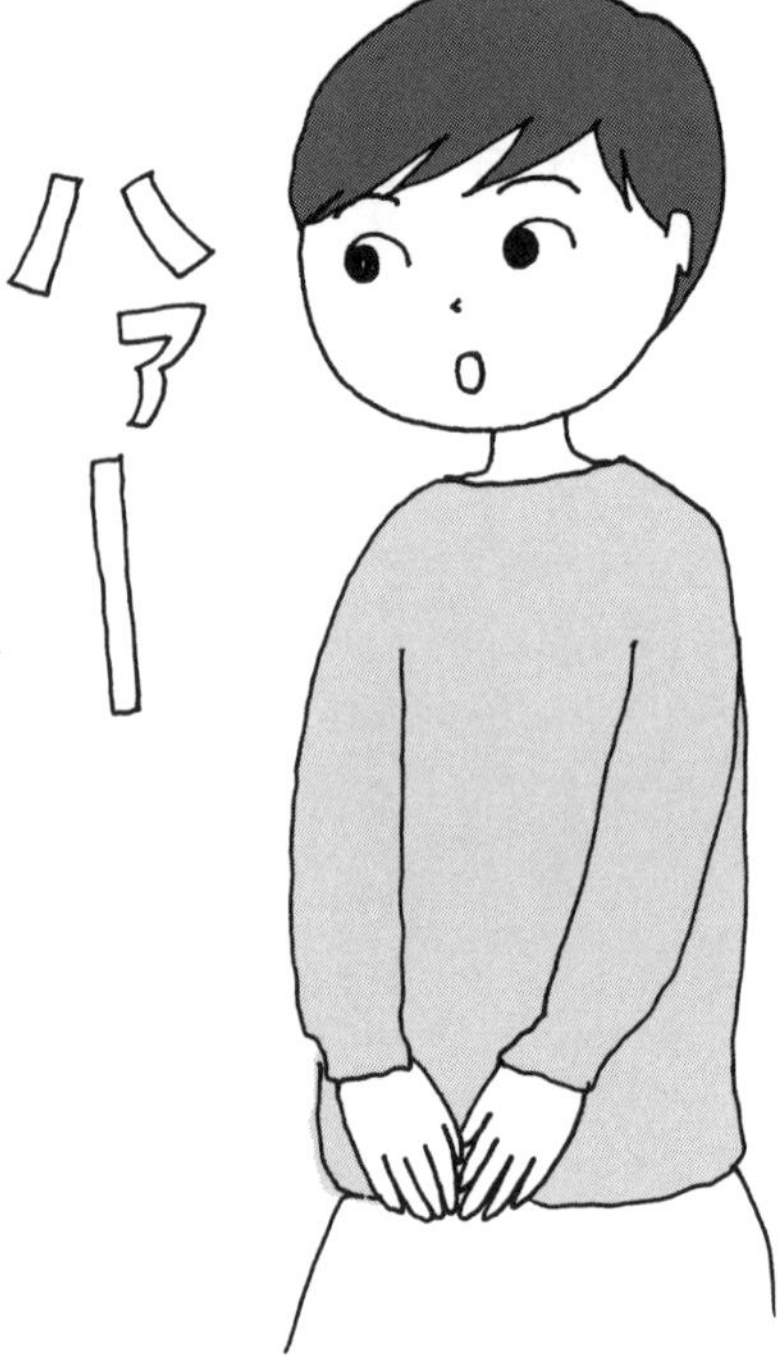

## work 8
# ティッシュちぎり、紙をハサミでチョキチョキ

ひたすら手を動かして単純作業をするのも、とりあえず心を落ち着けるのに役立ちます。1枚のティッシュをちぎって、ちぎって、ちぎりまくり、「これ以上ちぎれない」というほど細かくちぎって、小さな山を作るとか（ティッシュ1枚を犠牲にするので、ちょっともったいないかも）、要らなくなった紙（ちらしとか郵便物とか）をハサミでチョキチョキ切って、切って、切りまくって、「これ以上切れない」というほど細かく切ってみるとか。

他にも「ぷちぷち」をひたすらつぶしたり、めちゃめちゃ丁寧に手を洗ったり、もやしのひげとりをしたり、野菜をみじん切りしたり、とにかく手を使って使って使いまくるのです。

1枚のティッシュを
ちぎって ちぎって
ちぎりまくる

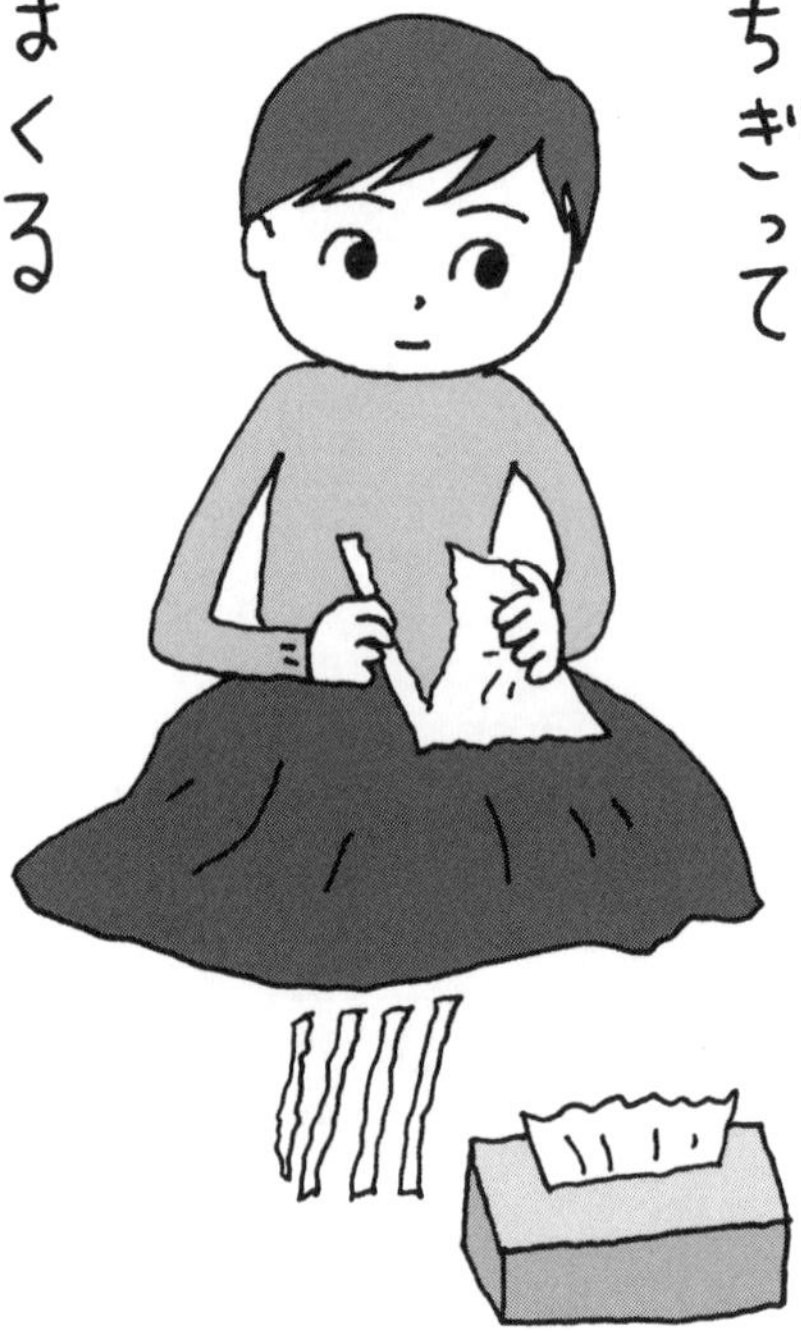

work 9

# 何かをギューッと抱きしめる

「抱きしめる（ハグをする）」という行為自体に、人を落ち着かせる大きな効果があります。家族、パートナー、友人をハグしてもいいですし、ペットやぬいぐるみを抱っこするのもとてもいいです。自分の身体に腕を回して自分で自分を抱きしめることもできます。クッションや枕をハグするのもいいですね。「変な人だ」と通行人に思われるかもしれませんが、公園の樹木や電柱を抱きしめることだって、できるんですよ（自分が落ち着くんだったら、「変な人だ」と思われたって、いいじゃないか！）。

ハグしてると
心が
やすらぐ

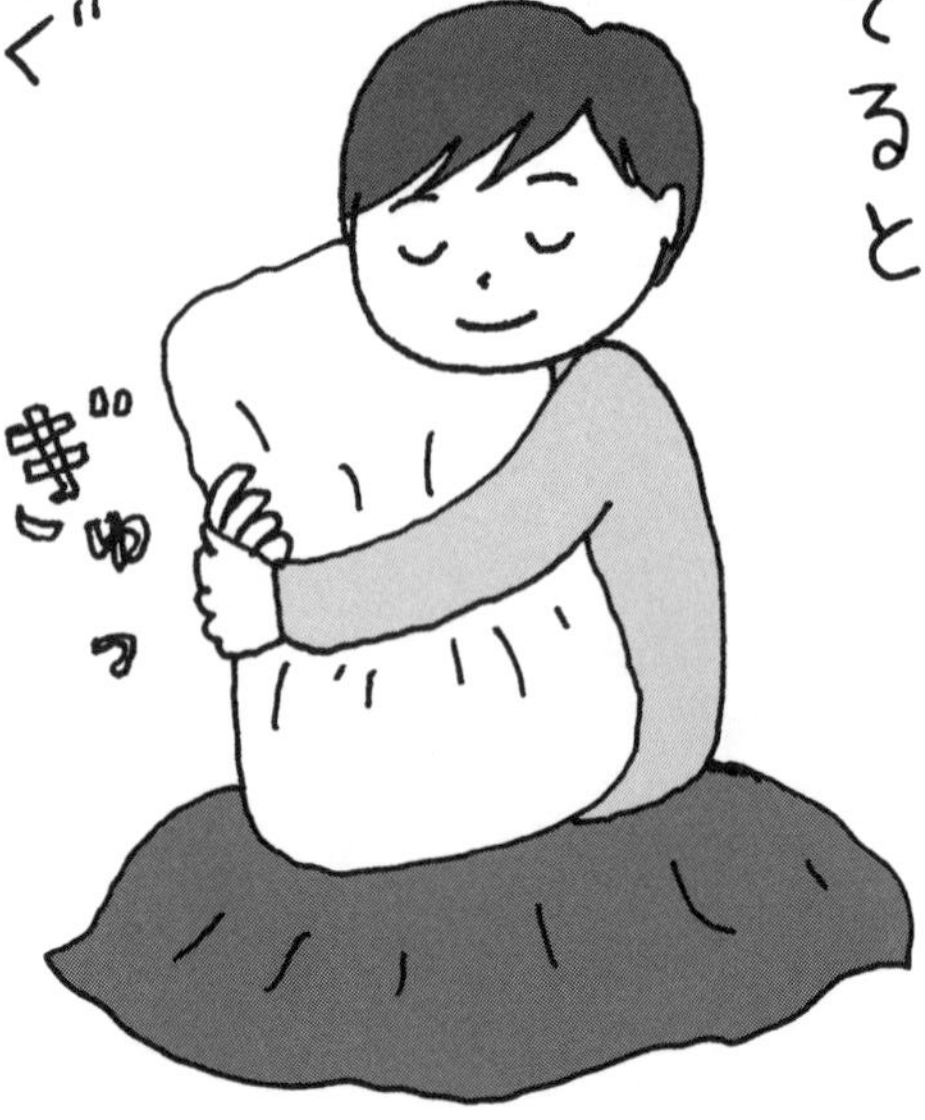

# work 10 トイレにこもる、場所を変える

トイレの個室にこもって時間をやりすごす、というのも「とりあえず、落ち着く」ために大いに役立ちます。できれば温かい便座に座って、その温かさを感じながらしばらく座り続けるとよいでしょう。

家のトイレじゃなくても構いません。外出して、駅のトイレ、駅ビルやスーパーのトイレ、カフェのトイレにしばらくこもるのもいいですね（ただし外出先のトイレの場合、10分ぐらいが限度でしょうか）。トイレじゃなくても、「今いるところから離れ、場所を変える」ということ自体が、心理学的にはとても効果のある方法だと言われています（「タイムアウト」と言います）。「もうどうにもならないぐらいつらくて、苦しい！」というときに、そのつらい気持ちを変えようとす

るのではなく、自分のいる場所を変えてみるのです。

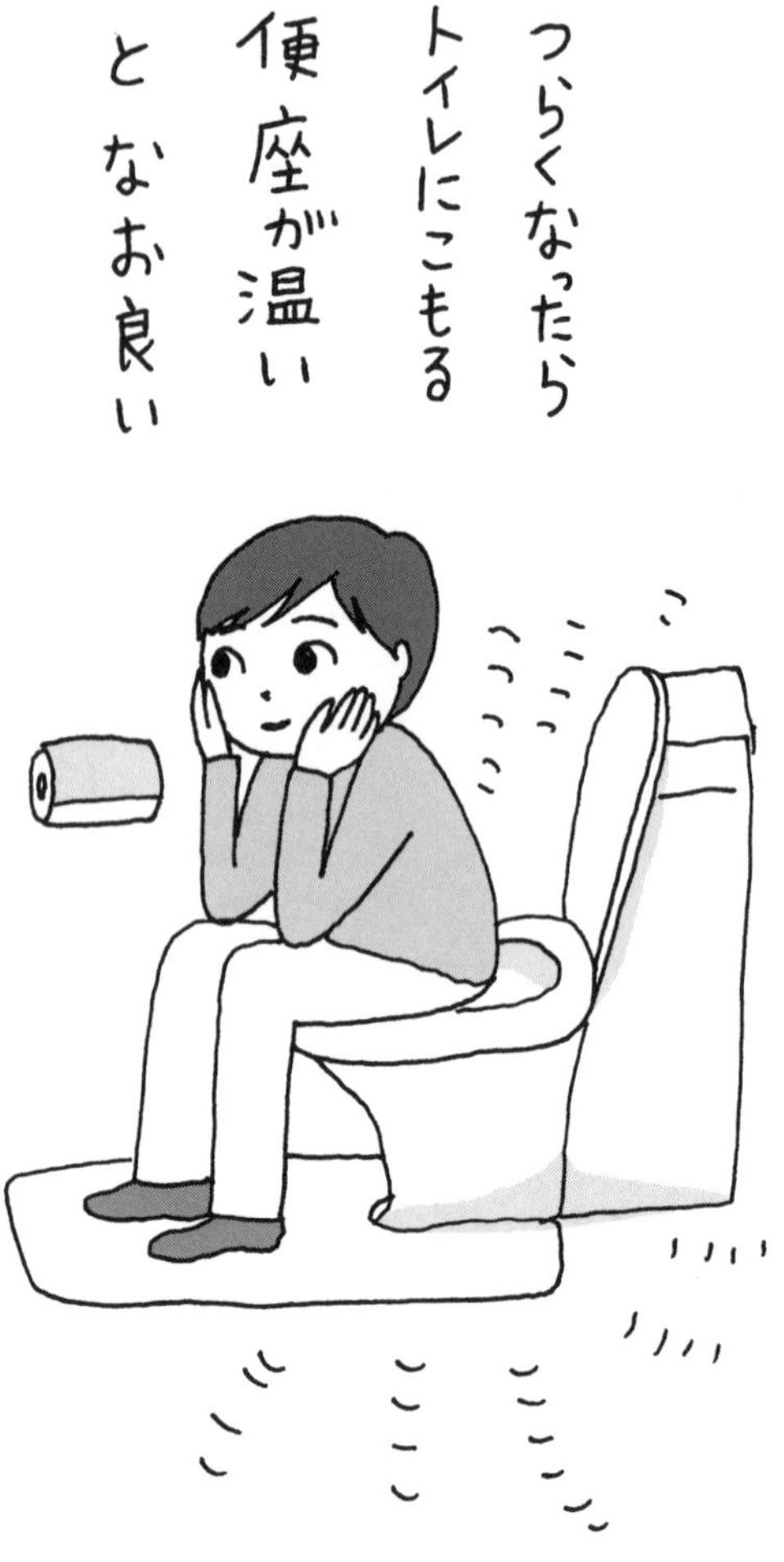
つらくなったら
トイレにこもる
便座が温い
となお良い

# 第 2 章

## 誰かと
## つながる

## 解説

「はじめに」にも書いたとおり、「セルフケア」とは確かに「自分で自分を助けること」ですが、それは決して「人の助けを借りず、ひとりっきりで、自分を助けましょう」ということではありません。「自立とは依存先を増やすこと」という名言（熊谷晋一郎さんという医師でもあり脳性まひの当事者でもある人の言葉）がありますが、私たちは互いに頼り、頼られる関わりの中でこそ、自立して生きていけるのです。

「そんなこと言ったって、自分には頼れる人なんか、ひとりもいない」と思う人もいるでしょう。重要なのは、今、誰かに頼ることだけでなく、「頼れる人を探す」「心の中で誰かを思い浮かべる」「人間じゃなくてもいいから誰かと一緒にいる」ということでも、それは心理学的には確かに「誰かとつながる」ことになる、ということです。少なくとも「心をひとりにしない」ということです。

特に「苦しさのものさし」が90点を超えている人は、絶対に自分をひとりにしないでください。次に挙げる10の手法のうち、2つでも3つでも構わないので（できれば3つ！）、誰かとつながるためのワークを試してみましょう。

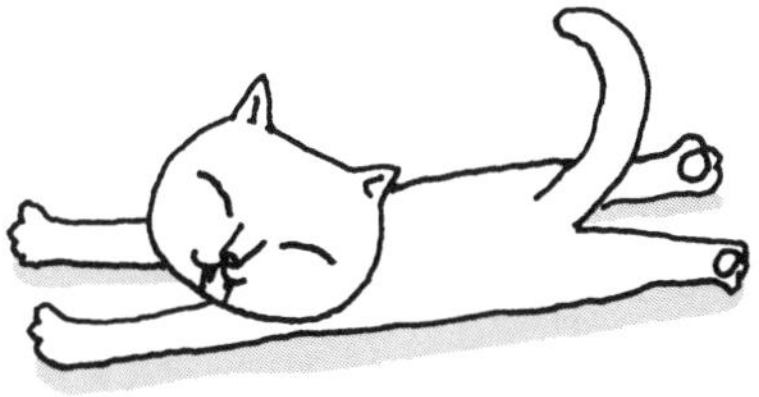

work 1

# 「自分の心をひとりぼっちにしない」と心に決める

危険なのは、「どうせ自分はひとりだ」「自分には誰もいない」「誰も信用できない」と自分で決めてしまうことです。これは心の中で自分いじめ（自傷行為）をするようなものです。まずは自分のために決意してください。「少なくとも自分の心はひとりぼっちにしない」ということを。

仮に、今、周りにあなたを助けてくれそうな人がいなかったとしても、心までひとりぼっちにする必要はありません。あるいは後で書きますが、助けてくれるのは「人」じゃなくてもいいのです。

とにかくまずは「自分をひとりぼっちにしない」「自分は誰かに助けてもらうに値する」「自分は人に助けを求めてもいい」「誰か（何か）がきっと自分を助け

てくれるはず」と心に決めてください。そのうえで、次のワーク2以降を実践してみましょうね。

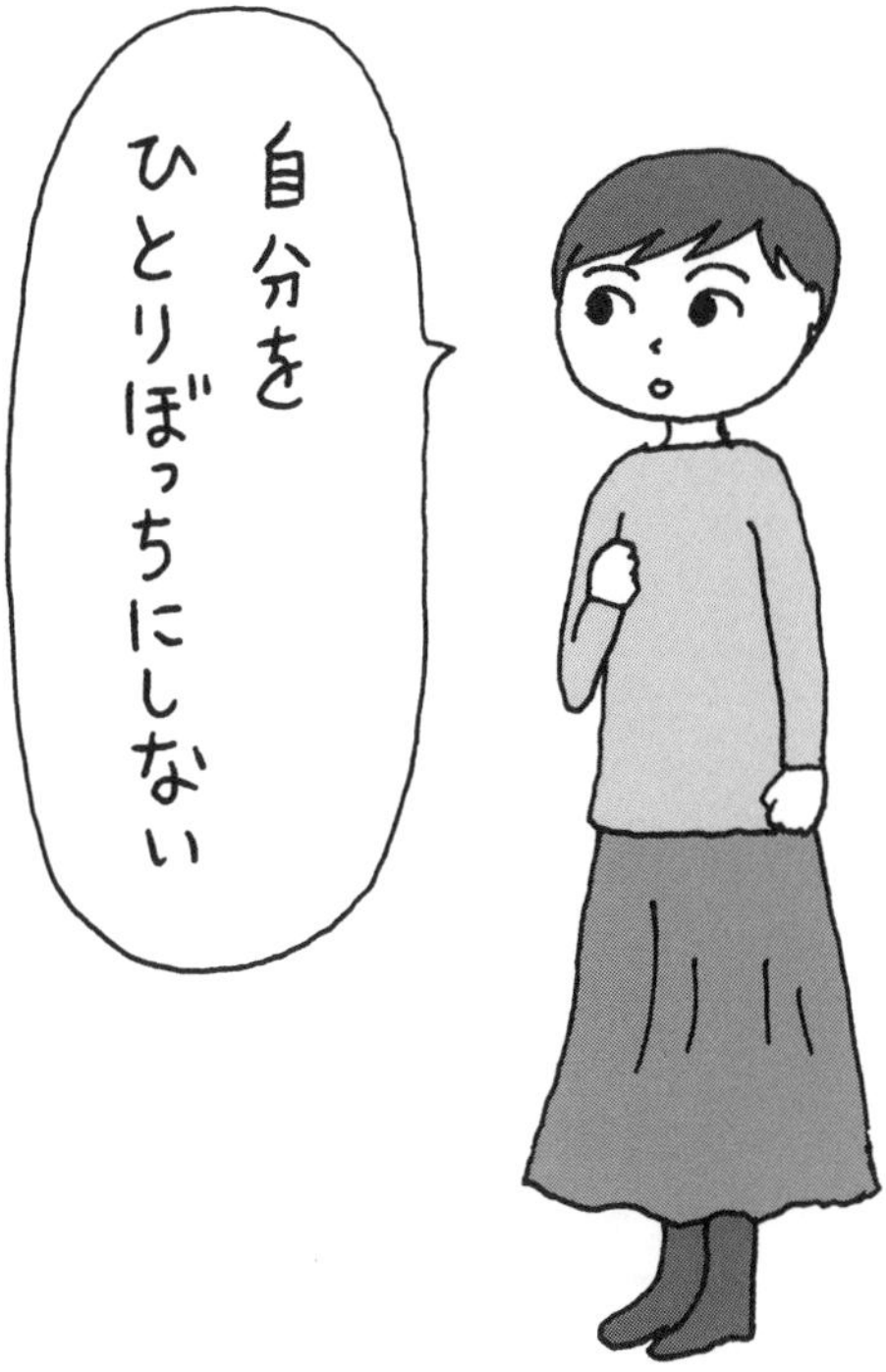

work 2

# ちょっとした顔見知りを思い浮かべる

実際に私たちは「たったひとりぼっち」で生きている、ということはありえません。仮に完全にひきこもった生活をしていたとしても、私たちは何かを食べます。その食べ物を生産してくれた人、食べ物をお店まで運搬してくれた人、そしてその食べ物を売ってくれた人がいて初めて、私たちはその食べ物を口にすることができるのです。

そこまで間接的ではなくても、「ちょっとした顔見知り」の人っていませんか？　コンビニやスーパーの店員さん、会釈だけする近所の人、駅員さん、交番のおまわりさん、近所のノラ猫（私には、近所のアパートの庭に住みついている大好きな黒いノラ猫がいます！）、公園でみかける子どもやお年寄り、ベランダに訪れるハトやスズメ……などなど。直接濃密なやりとりがなくても、そういう顔見知りをイメージし、書き出してみることで、自分が「完全なひとりぼっち」ではなく、社会的なネットワークの中で暮らしていることが理解できることでしょう。

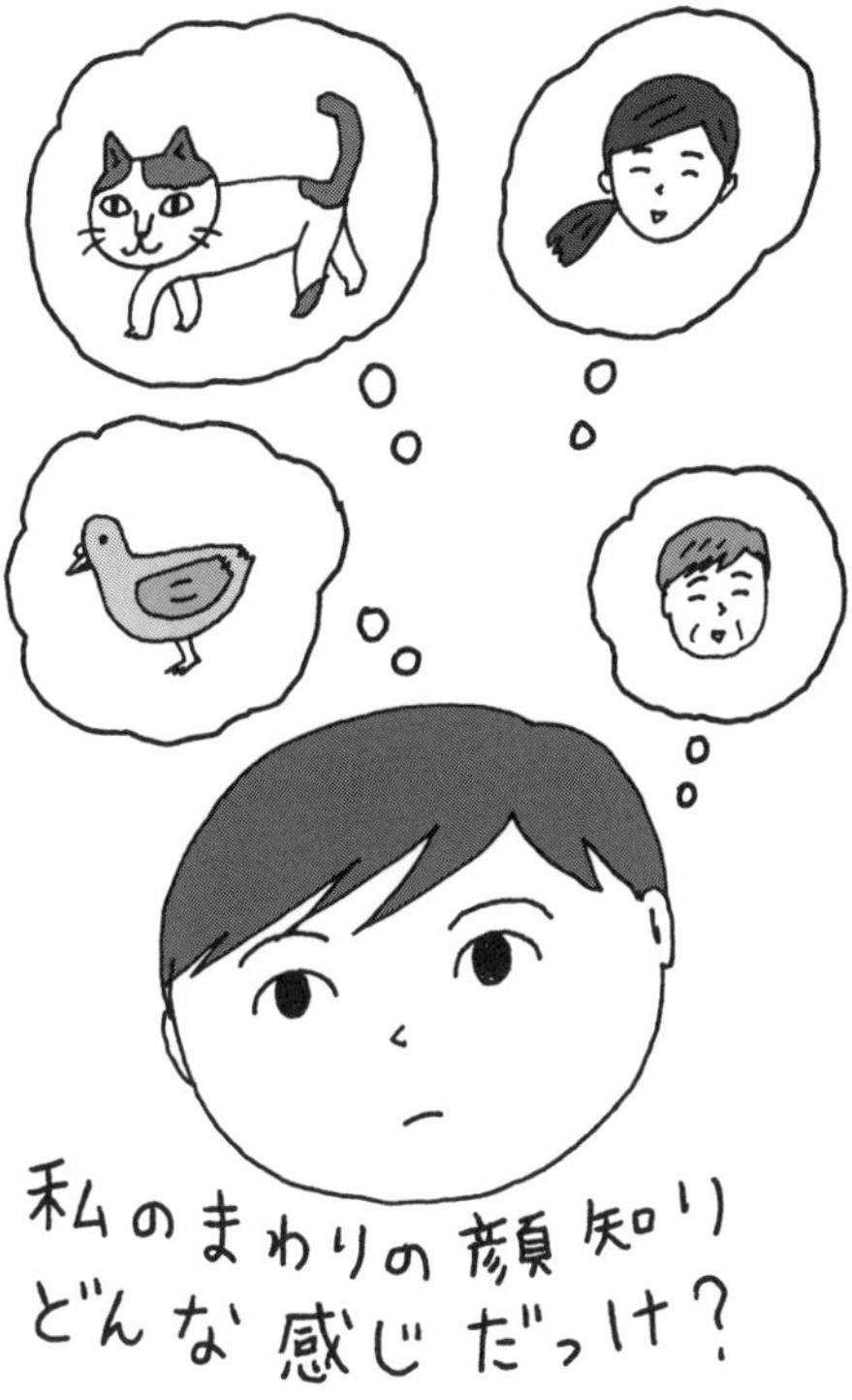

## work 3

# 好きな人、好きだった人、あこがれの人の名前をかき集め、イメージする

誰にでも、好きな人、あるいは過去に好きだった人、またはあこがれの人（現在でも過去でも）がいることでしょう。

直接の知り合いでも、本や映画の世界で好きだったりあこがれたりしている人でも構いません（私は登山家の「山野井妙子さん」という方にあこがれています）。生身の人間ではなく、キャラクターでも構いません（キャラクターだったら、断然「バカボンのパパ」が大好きです！）。

そういう人やキャラクターの名前をかき集め、その人たちを一人ひとりイメージしましょう。

# 第 2 章

誰かとつながる

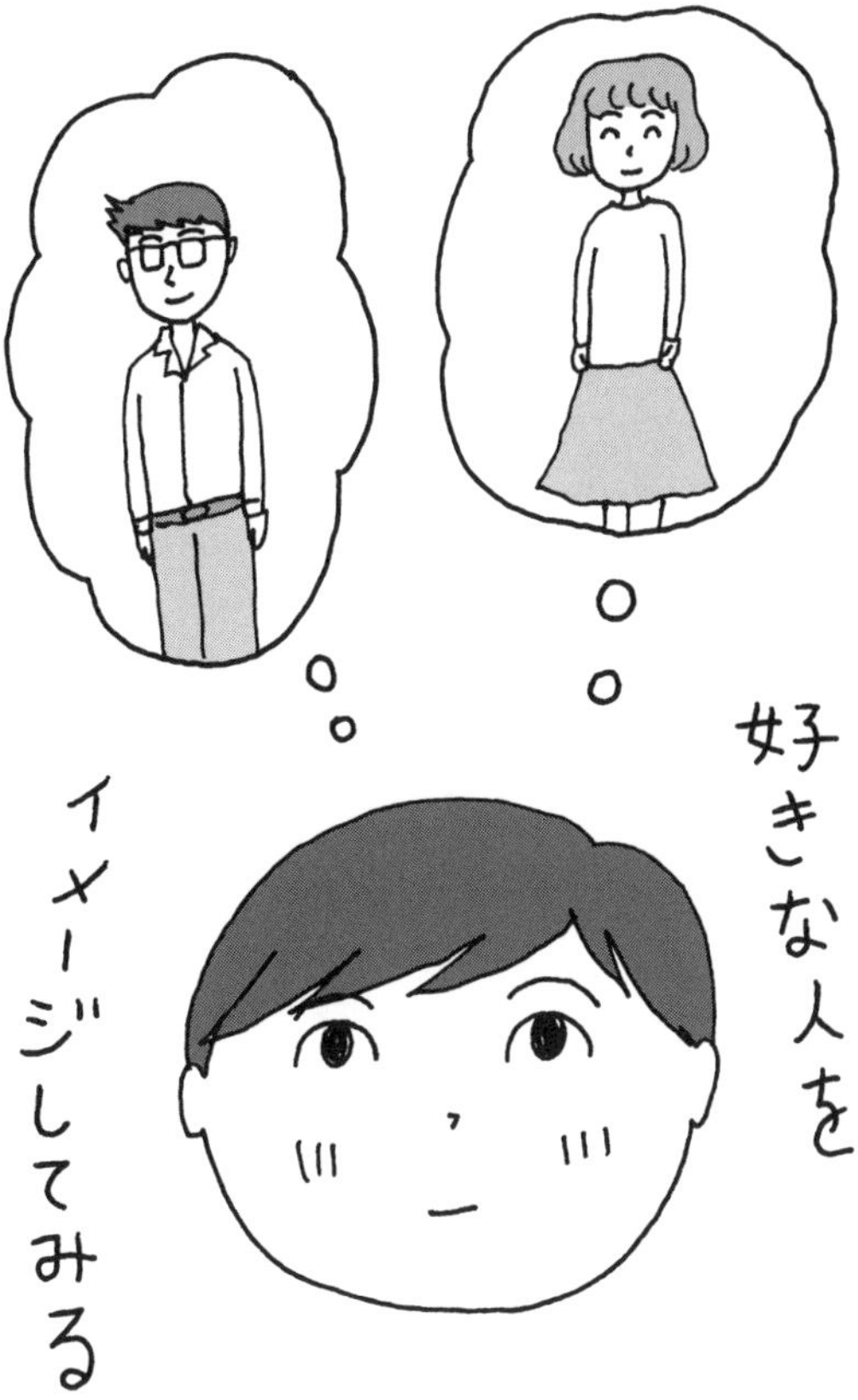

work 4

# 好きなキャラクターは? ペットは? ぬいぐるみは?

ワーク3でも「バカボンのパパ」を挙げましたが、ここでは好きなキャラクターをかき集めてみましょう。バカボンのパパ、ムーミンママ、ちびまる子ちゃん、ポケモン……なんでもありです。

ペットを飼っている人はペットも大事な仲間ですね。昔飼っていたペットを思い出すのもいいでしょう(私は昔「キーちゃん」というオカメインコを飼っていて、めちゃめちゃかわいがっていました!)。大切にしている(あるいは過去に大切にしていた)ぬいぐるみの存在も重要ですね(私には「かま吉」というゴジラ由来の大好きなぬいぐるみがいます! 「カメ(カメレオン由来)」「ぞう(象さん由来)」というかま吉の弟たちもいます! 皆さんにお見せしたいぐらい、可愛いのよ〜！）。

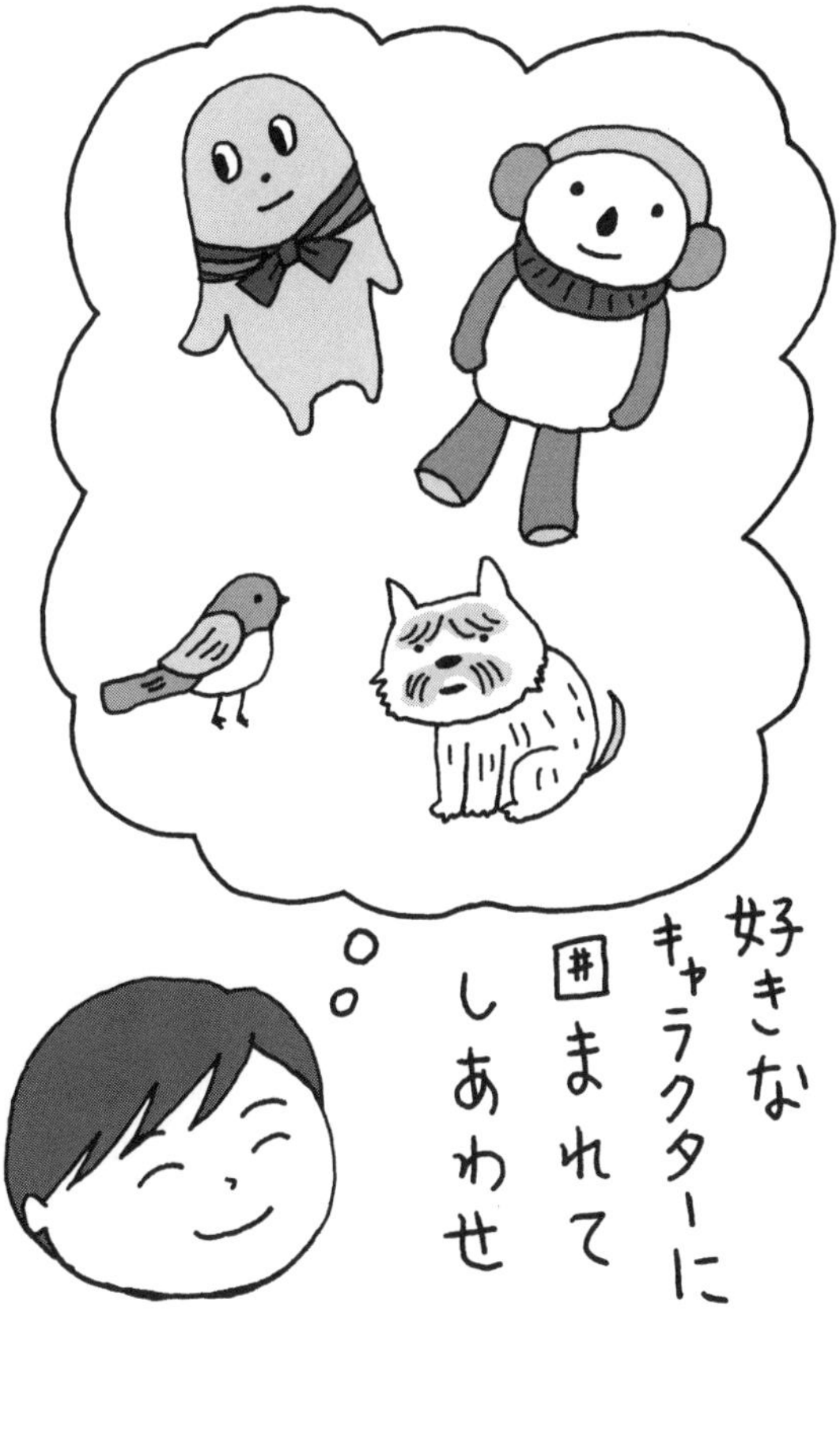

work 5

# サポート資源について情報収集する

相談でき、助けてくれそうな専門家や機関を探しまくりましょう。今は、スマホやコンピュータを使ってインターネットで情報収集できるいい時代です。その専門家や機関が信頼できるところかどうかも含め、様々な情報がネットにあふれているでしょうから、ひとまずいろいろな情報を集めまくって、ノートに書き出すなり、スマホにメモするなりして、記録しておきます。

インターネットじゃなくても、たとえば役所に問い合わせるとか、誰かに聞いてみるとか、様々な手段を使ってとりあえず情報を集めまくりましょう。情報が集まると、それだけで、「とりあえず誰かが、あるいはどこかが私を助けてくれるかも」と思えるものです。また、自分と似たような悩みを抱えている人が集まる「自助グループ」を探してみるのもひとつの手ですね。

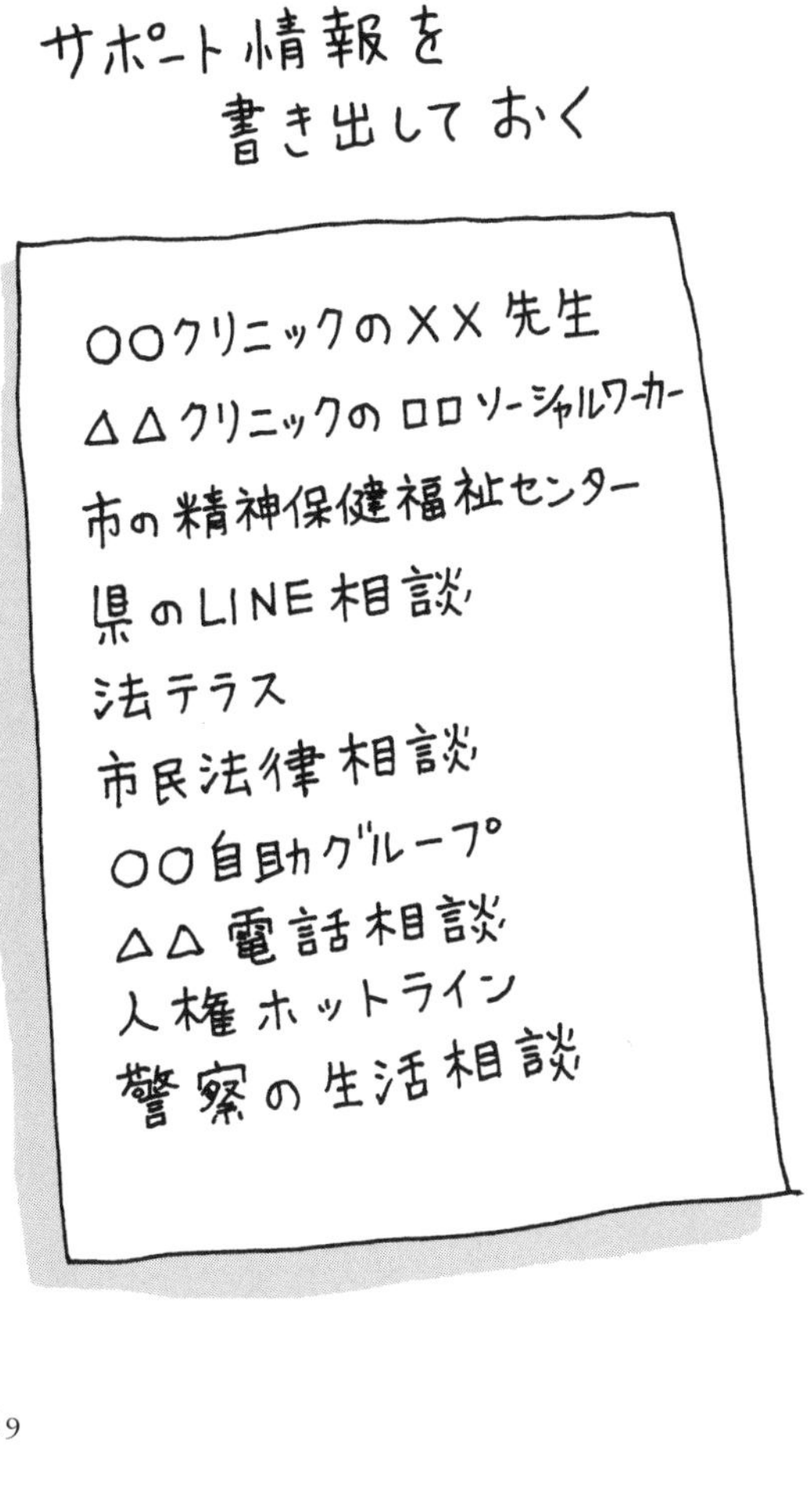

work 6

# 相談の予約を入れよう。実際に相談しよう

ワーク5で情報収集したら、どのサポート資源が現実的に使えそうか、自分の役に立ちそうか、自分の助けとなってくれそうかを検討し、相談の予約を入れてみましょう。自分ひとりで選べない場合は、誰かに手伝ってもらってもよいでしょう。

中には怪しい人や機関もあるでしょう。心配であれば、なるべく公的な機関を最初に選ぶのがよいでしょう。予約を入れたら、相談の準備をします。手ぶらでいくより、自分が何に困っているのか、どんなことを相談したいのか、具体的に書き出しておいたほうが、相談する側とされる側両方にとって有益です。

そして実際に相談しに出かけます。メールやLINEや電話の相談であれば、

自宅に居ながらにしてできますね。実際に相談したら、その効果の有無にかかわらず、誰かに相談できた自分自身をほめましょう。「人に相談する」ということ自体がとても大切な自分助けだからです。それができた自分を祝福しましょう。

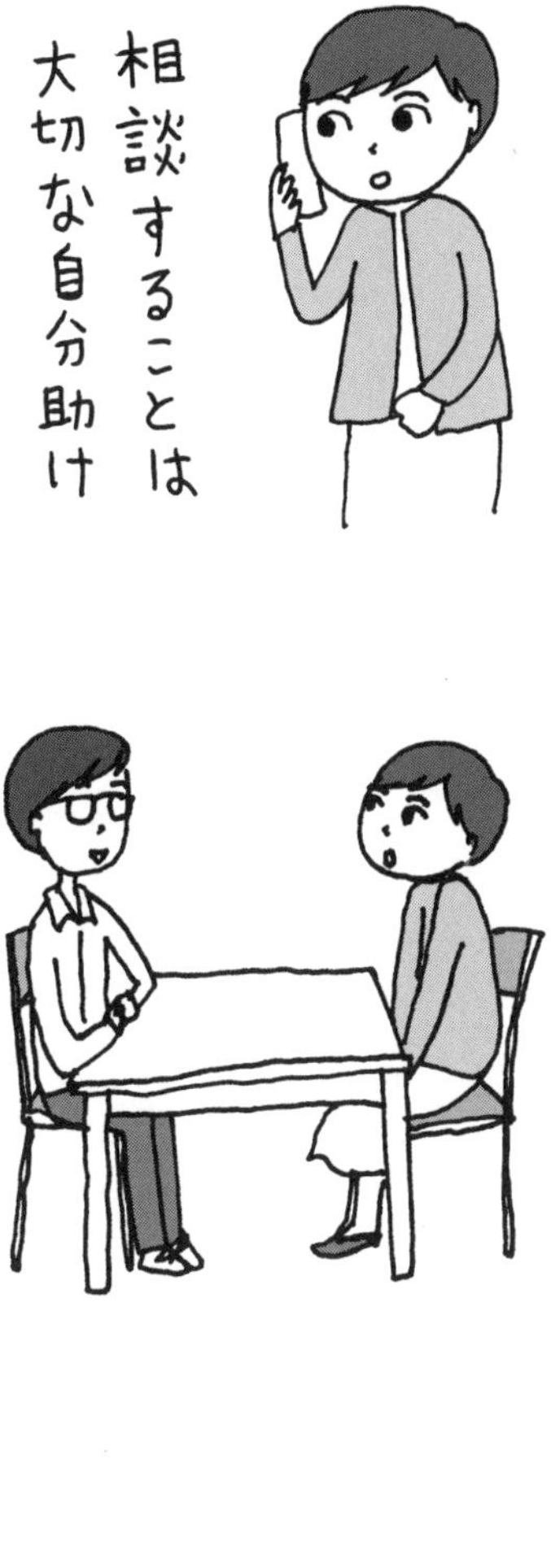

work 7

## めげずに「まあまあ信頼できる人」を探し続ける

最初に相談した人や機関が、あなたが望むサポートをドンピシャに提供してくれたのであれば、それは大変ラッキーなことです。実は最初の相談で十分に満足のいく結果を得られることはそんなに多くはありません。ですから最初の相談があなたにとって満足のいくものでなくても、めげずに次の相談、さらに次の相談、というふうに相談を続けていく必要があります。同じ人や機関に対する相談を続けることもできますし、相談する相手や機関を変えて次の相談を行うこともできます。

とにかくめげないこと。探し続ければ、かならずあなたを助け、支えてくれる人が見つかります。また相談を続けるうちに、あなた自身の「相談力」が上がっていきます。相談力がアップすればするほど、頼りになる支援者や機関を見つけやすくなるというものです。ですから、頼りになる支援者や機関をなかなか見つけられなくてもめげないで。「自分の相談力をアップするよい機会だ」ぐらいに考えて、相談するという行動自体を継続しましょう。

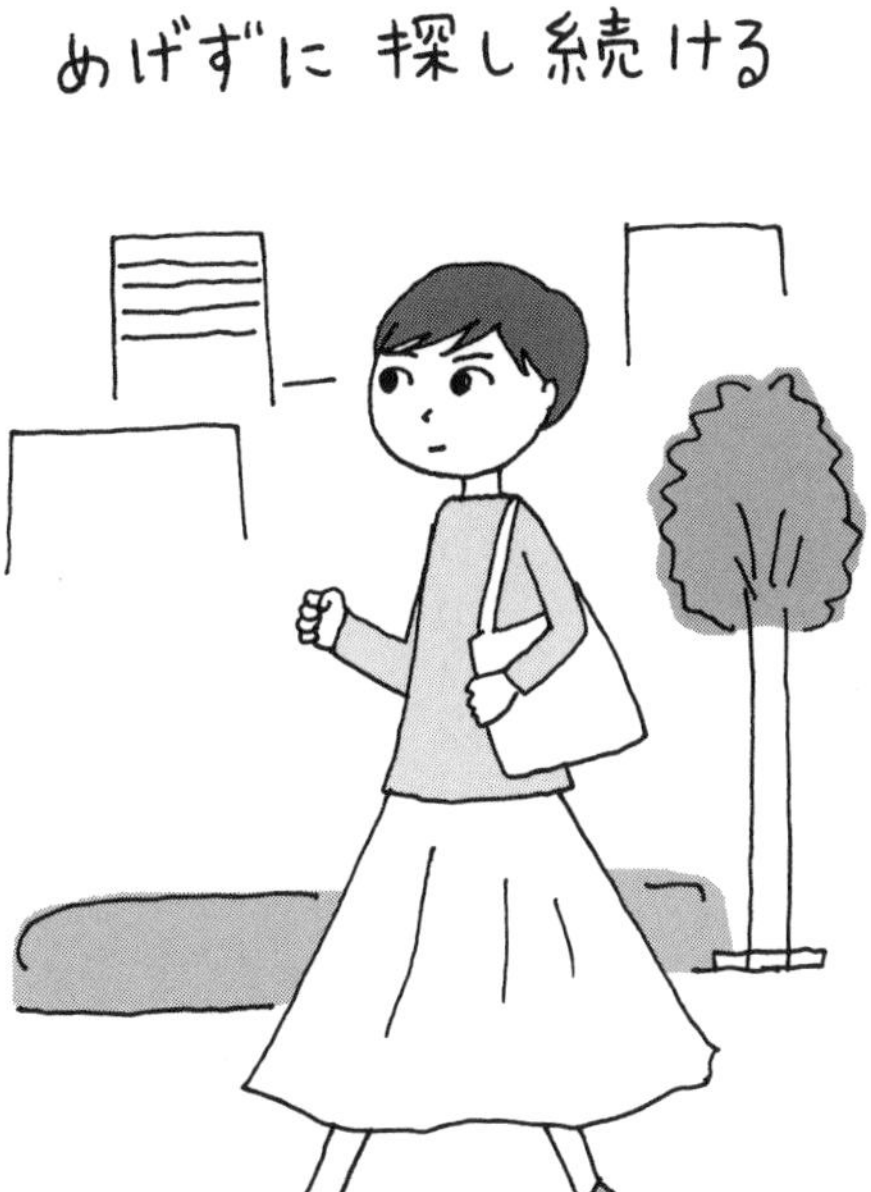

work

# 8

## ＳＮＳを活用する

ツイッター、インスタグラム、ＬＩＮＥ、フェイスブックといったＳＮＳを使ってサポート資源を開拓するのも、現代ならではの方法ですね。ＳＮＳは気軽で手軽な分、自分にとってマイナスな情報が入ってきたり、見知らぬ人からマイナスな関わりをされたりするといったリスクがありますが、そういうリスクから身を守りつつ（【例】変な絡み方をしてきた人はブロックする）、サポートしてくれる人、あるいはサポートし合える人だけと関わり、ＳＮＳの中にサポート空間を作っていくことも大きな助けになりうるでしょう。

実際に私も、家族の病気のことで途方に暮れ、あまりにも強いストレスを感じたときに、とあるＳＮＳを用いて皆に助けを求め、有益な情報やアドバイスをもらった、という体験があります。

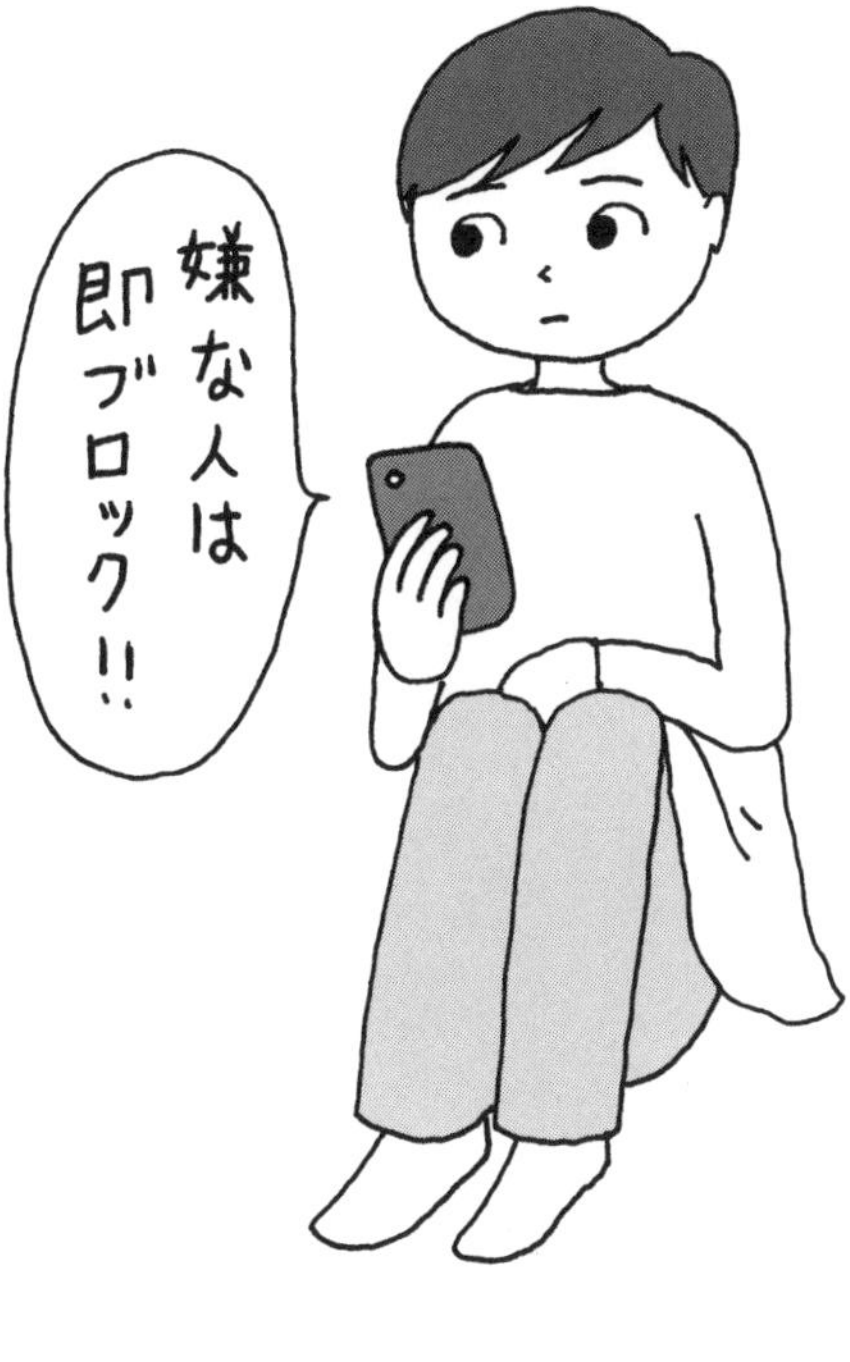

work 9

# 危険な人から遠ざかるのも大事

人はあなたをサポートし、助けてくれる存在でもありますが、一方で、あなたに危害を与える危険人物もいるわけで、私たちは注意深く、ときには警戒して、つき合う人、相談する相手や機関を選ぶ必要があります。そして自分にとって危険だと判断した人からは、距離を置いたり、遠ざかったりして、自分を守る必要があります。左頁の欄に、「自分にとって危険な人は誰か」を挙げ、どのように距離を置いたり、遠ざかったりするか、具体的な方法を書き出してみましょう。

自分にとって危険な人は誰？

work 10

# サポートネットワークを書き出してみる（外在化）

1から9のワークを総合して、あなた自身のサポートネットワークを外在化しましょう。このシートは持ち歩いて、折に触れて眺めましょう。外在化されたサポートネットワークを見ることで、「自分はひとりぼっちじゃない」「私をサポートしてくれる存在があるんだ」と思い直すことができますね。またサポートしてくれる人や機関が新たに増えたら、すかさずこのシートにも追加で記入してください。

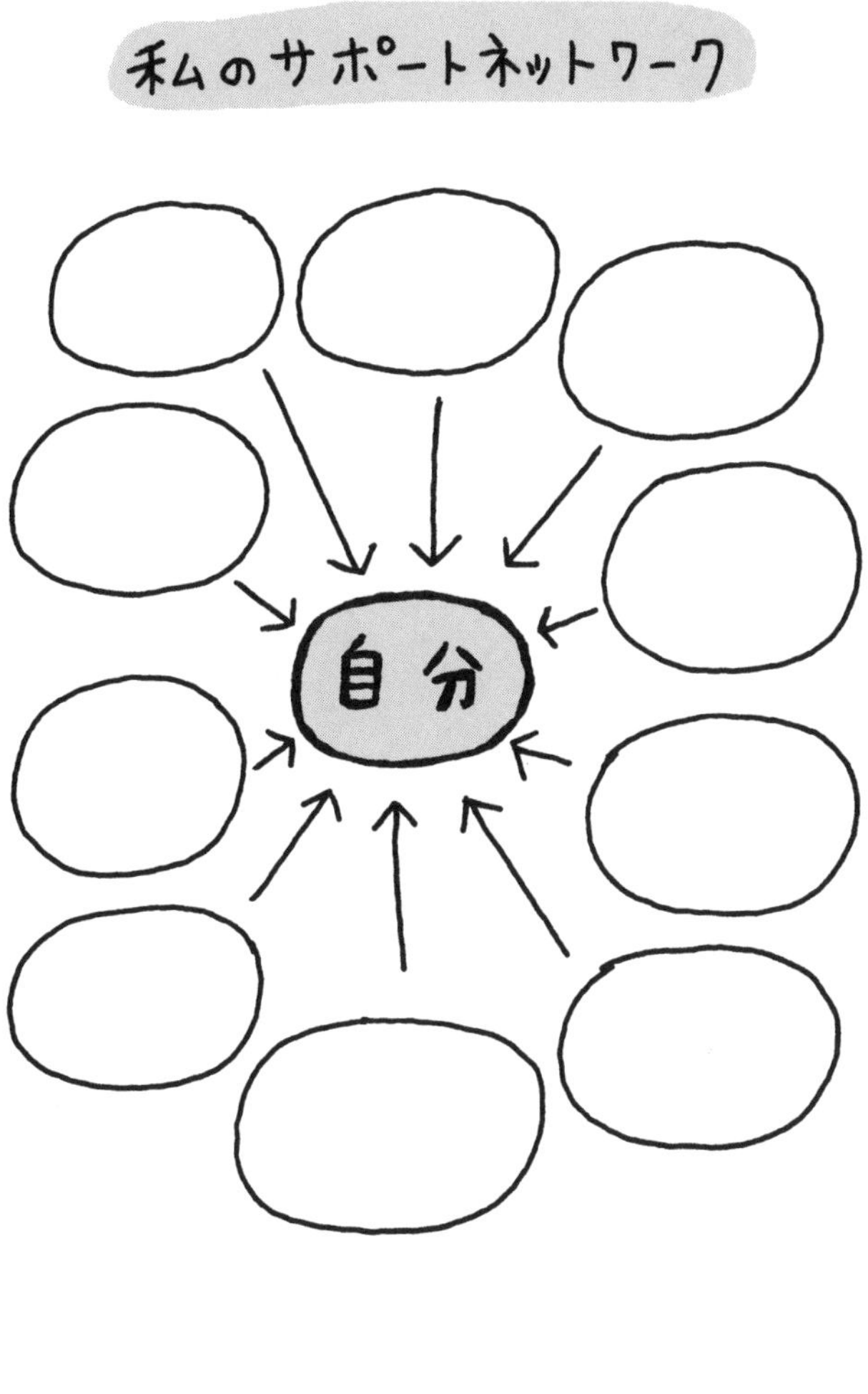
私のサポートネットワーク
自分

## ストレス心理学について

第3章に入る前に……「ストレス心理学」についてちょっとだけ説明させてください！

「はじめに」で測った「苦しさのものさし」が90点以上の人には、取り急ぎ、第1章「とりあえず、落ち着く」と第2章「誰かとつながる」に取り組んでもらいました。もちろん90点未満の皆さんにも、第1章と第2章で紹介したワークはどれもとても役に立つので、ぜひ実践してみてください。

次の第3章から第7章までの5つのパートでは、「ストレス心理学」「マインドフルネス」「コーピング」といった理論や手法に基づいたセルフケアについて具体的にお伝えします。ここで、これらの理論についてあ

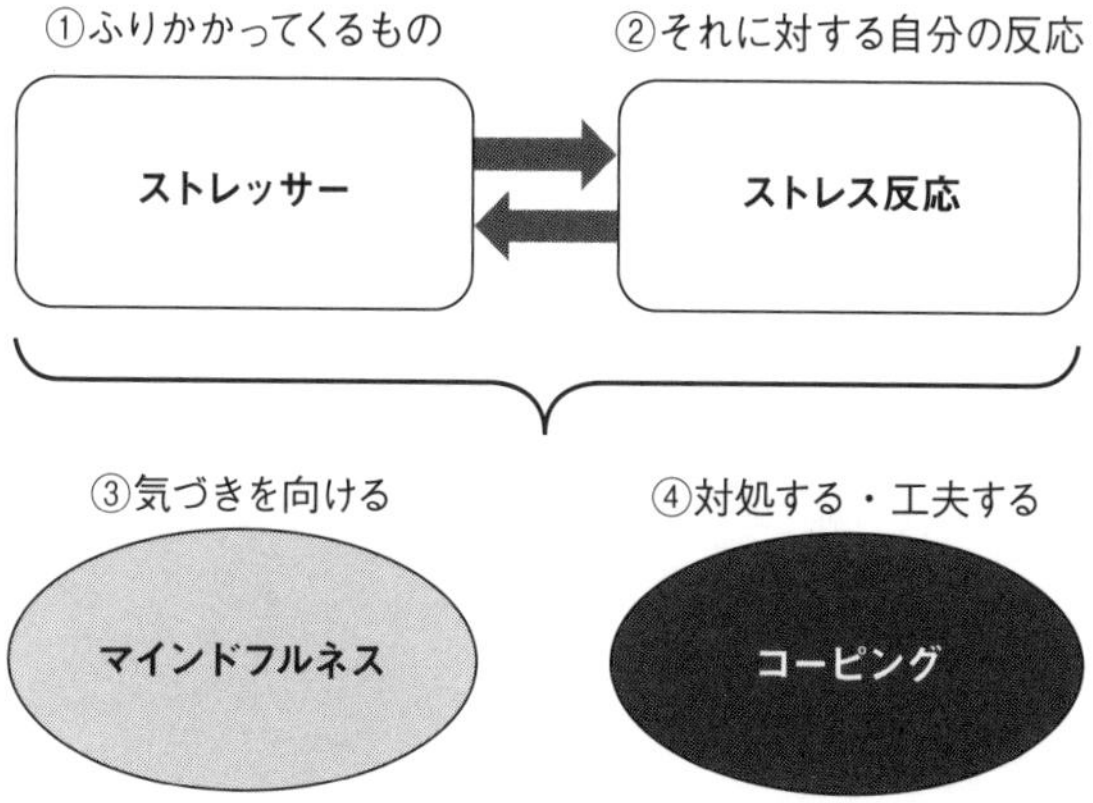


ストレスモデル、マインドフルネス、コーピングの関連図

らかじめ簡単に解説をしておきましょう。

まずはこの図を見てみましょう。

①の「ストレッサー」とは、皆さんにふりかかってくる「刺激」「出来事」「変化」などのことで、いわゆる「ストレスのもと」となることを言います。簡単な例を挙げると、「さっきまで晴れていたのに、急に雨が降ってきた」という出来事がストレッサーに該当します。

②の「ストレス反応」とは、

①の「ストレッサー」が、皆さんにふりかかってきたときの、皆さん自身の心や身体に生じる様々な反応のことです。たとえば「急に雨が降ってきた」という出来事がストレッサーだとしたら、「あ、雨だ。嫌だな。服とバッグが濡れちゃう！」と思って不快に感じるのもストレス反応ですし、実際に「服や持ち物や髪の毛や身体が雨で濡れてしまった」という事実もストレス反応です。雨のせいで身体が冷えてしまったら、それもストレス反応ですね。身体が冷えたことに対して「ああ、これで風邪をひいてしまったらどうしよう。明日、仕事、休めないし」と思って心配になったら、それもストレス反応ですね。私たちの心と身体は、ふりかかってくる「ストレッサー」に対して、実に様々な反応を示すものなんです。

③の「マインドフルネス」とは、そういう「ストレッサー」や「ストレス反応」に対して「気づきを向ける」ことを言います。マインドフルネスについては第5章と第6章で詳しく紹介しますが、様々なストレッ

サーやストレス反応に対して、それを「よい」「悪い」「好き」「嫌い」「正しい」「間違っている」といった判断を一切せず、何がふりかかって、どんな反応が生じても、それに気づきを向け、「ふーん、そうなんだ、そうなのね～」とそのまま受け止める技術のことです。

マインドフルネスをする際に気づきを向けるのは、ストレス体験だけでなく、私たちのあらゆる体験なのですが、ストレス体験に限って言えば、①のストレッサー、②のストレス反応に対して、「あ、雨が降ってきたな。ふーん」とか「あ、今、『雨だ。嫌だな』と思ったな、ふーん」とか「あ、今、雨で髪が濡れたのを感じたな、ふーん」とか「あ、今、私、風邪をひくのを心配したな、ふーん」といった感じで、ありのままに受け止めていきます。

④の「コーピング」は、①の「ストレッサー」や②の「ストレス反応」に対して、自分を助けるために、何らかの対処をしたり工夫をしたりすることを言います。たとえばコンビニに駆け込んで傘を買うとか、「最

近空気が乾燥していたから、少しぐらい雨が降ったほうがいいのかも」と思い直してみるとか、帰宅して冷えた身体を温めるためにお風呂に入るとか、といったことです。

もう一度まとめると、①の「ストレッサー」はふりかかってくるもの（第3章）、②の「ストレス反応」は「ストレッサー」に対して皆さんの心身に生じる反応（第4章）、③の「マインドフルネス」は①や②に対して気づきを向け、「ふーん」と受け止めること（第5章と第6章）、④の「コーピング」は①や②に対して自分を助けるために対処したり工夫したりすること（第7章）、ということになります。これらの定義を頭の片隅に置きながら、第3章から第7章までに取り組んでもらえるとよいでしょう。

# 第 3 章

# ストレッサーに気づいて書き出す

## 解説

「ストレッサー」とは、前述の通り、皆さんにふりかかってくる「刺激」「出来事」「変化」などのことで、いわゆる「ストレスのもと」となることを言うのでした。さきほどは「急に雨が降ってきた」という単純な例を挙げましたが、生きているなかで、あるいは普通に生活しているなかで、私たちには様々なストレッサーがふりかかってきます。

ストレス心理学でわかっているのは、それらのストレッサーに一つひとつ気づくこと、気づいた上で放置せずに、まずは外在化する（書き出す）ことに、様々な効果があるということです。つまりストレッサーに気づいて書き出すこと自体に「セルフケア」としての意味があるのです。

というわけで、この第3章では、自分にふりかかる様々なストレッサーに気づきを向けたり書き出したりする10のワークを紹介します。ぜひ取り組んでみてください。

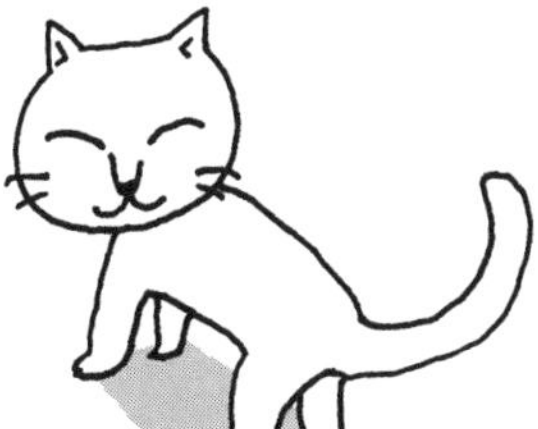

work 1

# ストレッサーに気づく。特に小さなストレッサーに気づきを向ける

まずはストレッサー自体に気づく必要があります。気づくことができて初めて、私たちはそれに対処することができるからです。その際、大きくてどでかいストレッサーは気づきやすいものです。たとえば、交通事故に遭ったとか、仕事をクビになったとか、家族と大喧嘩したとか。そこまで大きくなくても、スマホを電車に置き忘れちゃったとか、明日提出しなければならないレポートがあるとか、職場の上司に小言を言われたといった、中ぐらいの規模のストレッサーも、まあまあ気づくことができます。

ストレス心理学でわかっているのは、そういう中ぐらいのストレッサーに気づけるようになること、そしてもっともっと規模の小さなストレッサーにも気づけ

るようになることが非常に大事だ、ということです。

小さなストレッサーとは、そうですね、右に挙げた「急に雨が降ってきた」程度のものです。「誰かと喧嘩した」ではなく「誰かと微妙に気が合わない」程度のものです。「借金しちゃった」ではなく「今月は生活費がカツカツで、おやつのアイスが買えない」程度のものです。「家の中がゴミ屋敷」ではなく「玄関にうっすらホコリがたまっている」程度のものです。

「そんな小さなことをストレッサーにしちゃっていいの？」と思う人がいるかもしれませんが、いいんです。いいどころか、右にも書いた通り、心理学でわかっているのは、そういう小さなストレッサーこそ、「ああ、自分にとってこれがストレッサーなんだなあ」「ああ、私はこれに引っかかっているんだなあ」と気づくことに意味や効果があるということです。

3以降のワークでは、ストレッサーに気づきを向けるためのヒントを挙げ、実際に皆さんにご自分のストレッサーを書き出してもらいますが（外在化ですね）、その際、大きなものだけでなく、中程度の、あるいはもっと小さなストレッサーを見つけるようにしてみてください。

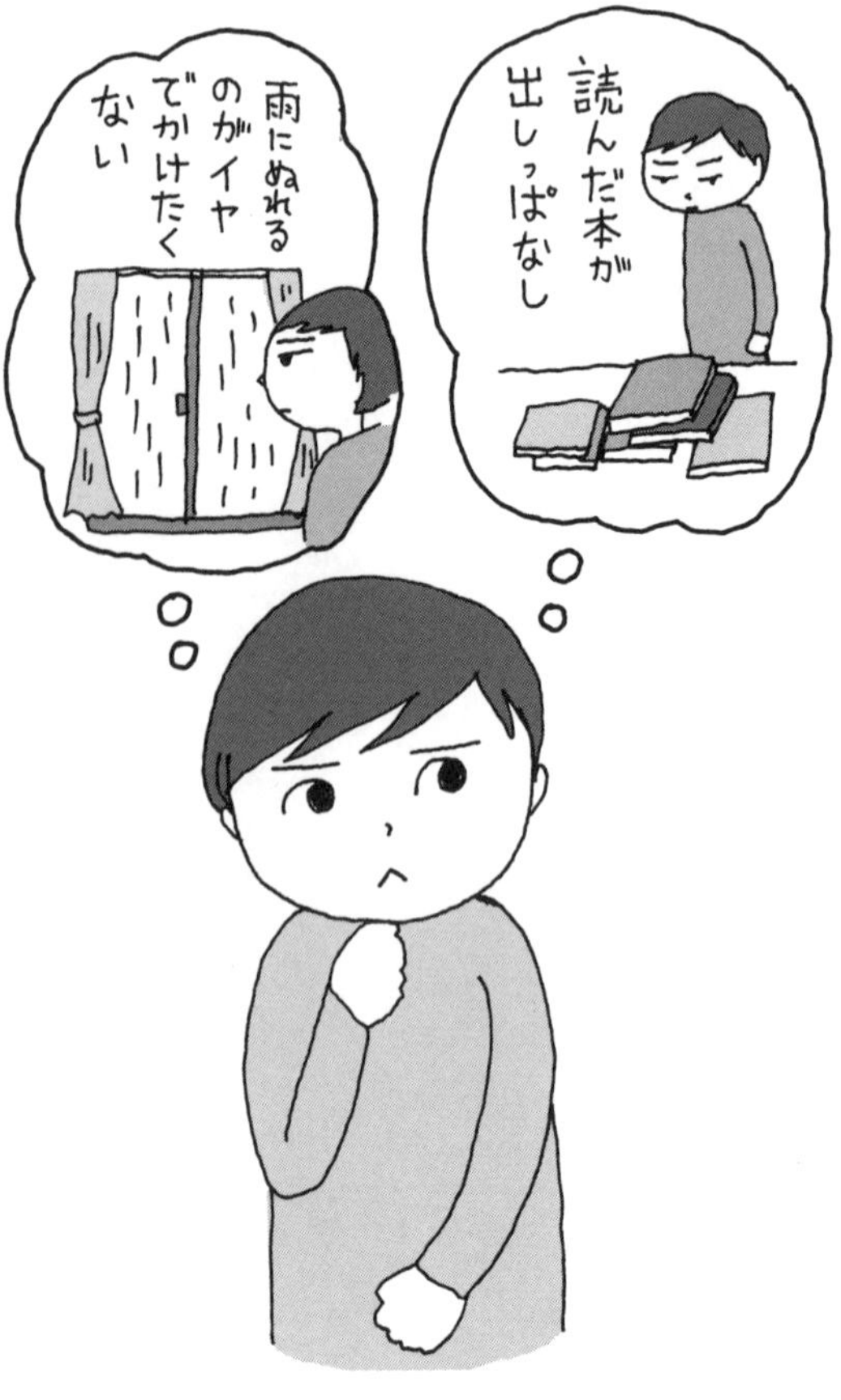
読んだ本が出しっぱなし
雨にぬれるのがイヤでかけたくない

# work 2
# ヤバすぎるストレッサーからは全力で逃げる

次の3以降のワークでは、様々な角度から「ストレッサーに気づいて書き出す」ということをしてもらいますが、まずは、もしあなたに今ふりかかっているストレッサーがヤバすぎる場合は、「気づいて書き出す」などということをのんきにやっている場合ではありません。「逃げろ〜！」の一言につきます。そういうわけで、「このストレッサーはヤバすぎる！」と気づいたら、全力で逃げるとか、第2章のワークを使って誰かに助けを求める、とかいうことを必ず行ってください。

ヤバすぎるストレッサーとは、たとえば「誰かに暴力をふるわれている」「誰かが誰かに暴力をふるっているのを目撃している」「ストーカーにつきまとわれている」「誰かにお金をだまし取られた」「犯罪被害に遭っている」「ハラスメントの被害を受けている」といったことです。逃げて、助けを求めて、とにかく自分を守りましょう。

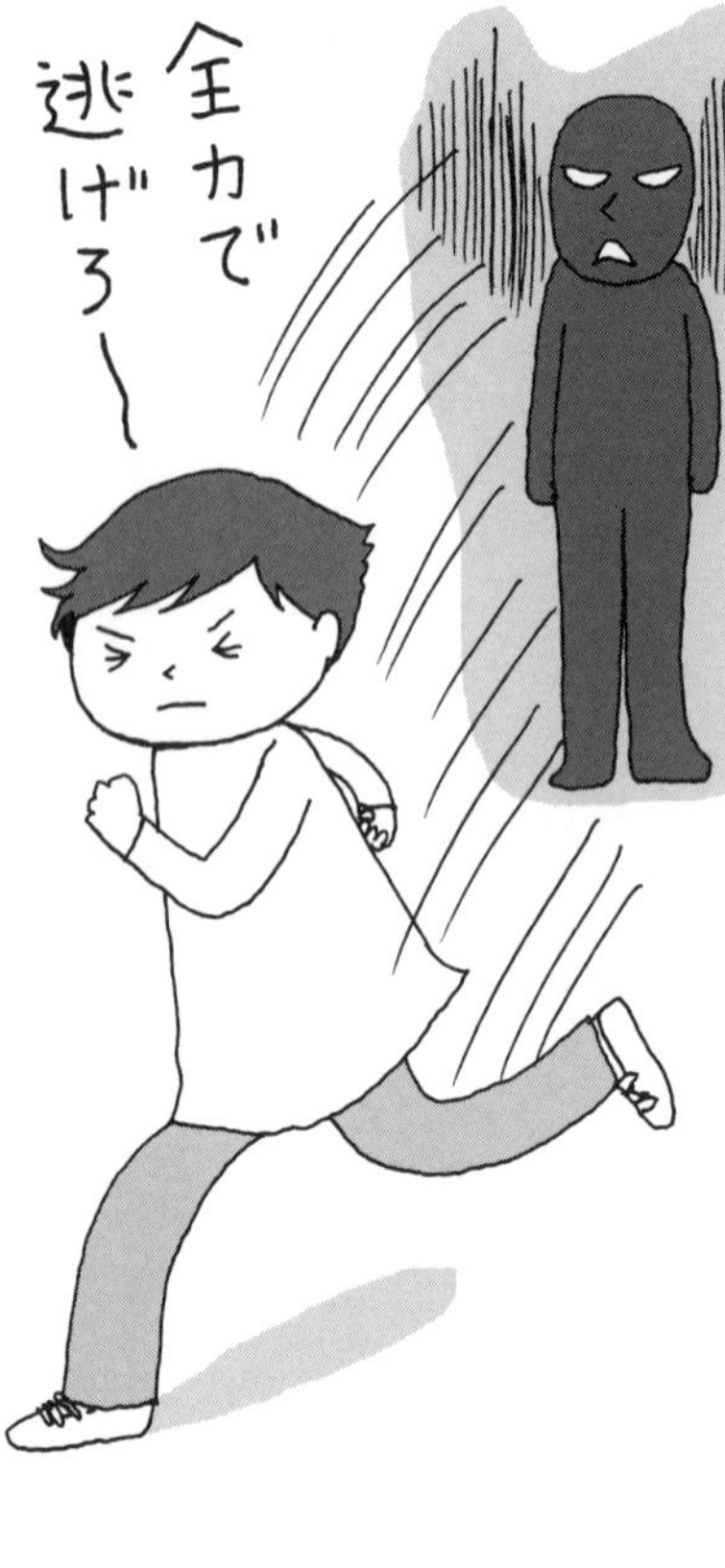

# work 3 物理的なストレッサーに気づいて書き出す

物理的なストレッサーとは、それこそ「雨が降ってきた」とか「外が暑くてかなわない」とか「騒音がうるさい」とか「椅子が固くて座り心地が悪い」とか「後ろの車にパッシングされた」など、自分の外側にある、自分とは直接関係のないストレッサーのことです。

何しろ物理的なストレッサーは、物理的なので「自分ではどうにもならない」という特徴があります。私たちが雨を降るのをやめさせるとか、固い椅子を柔らかくするとか、そういうことはできませんよね。でも、たとえ「どうにもならない」ストレッサーであっても、そういうストレッサーがあると気づいて書き出すだけでも、実はちょっと違ってくるのです。というわけで、早速あなたにふりかかる物理的なストレッサーについて外在化しましょう。

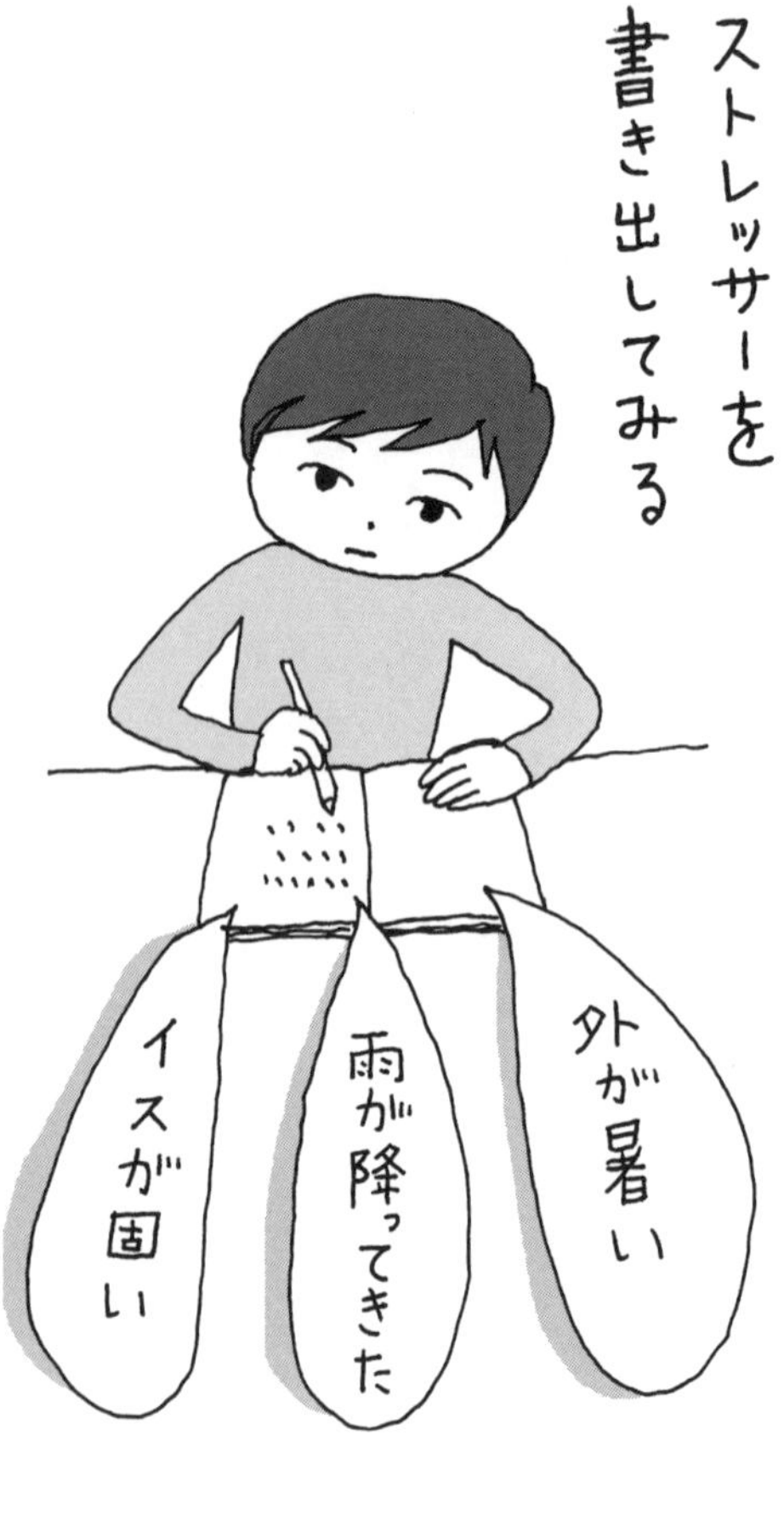
ストレッサーを
書き出してみる
外が暑い
雨が降ってきた
イスが固い

## work 4
## 家庭や家族や家事や育児や介護に関するストレッサーには何がある？

家庭や家族は私たちをサポートしてくれる大切な存在かもしれませんが、一方でストレッサーを与えてくる存在でもあります。どんなに細かいことでも構わないので、それらに関するストレッサーに気づきを向け、外在化しましょう。

**［例］** 夫が口うるさい。服がちらかっている。公共料金の支払いが滞っている。子どもが言い訳ばかりする。介護している母がいつも不機嫌でうるさい。

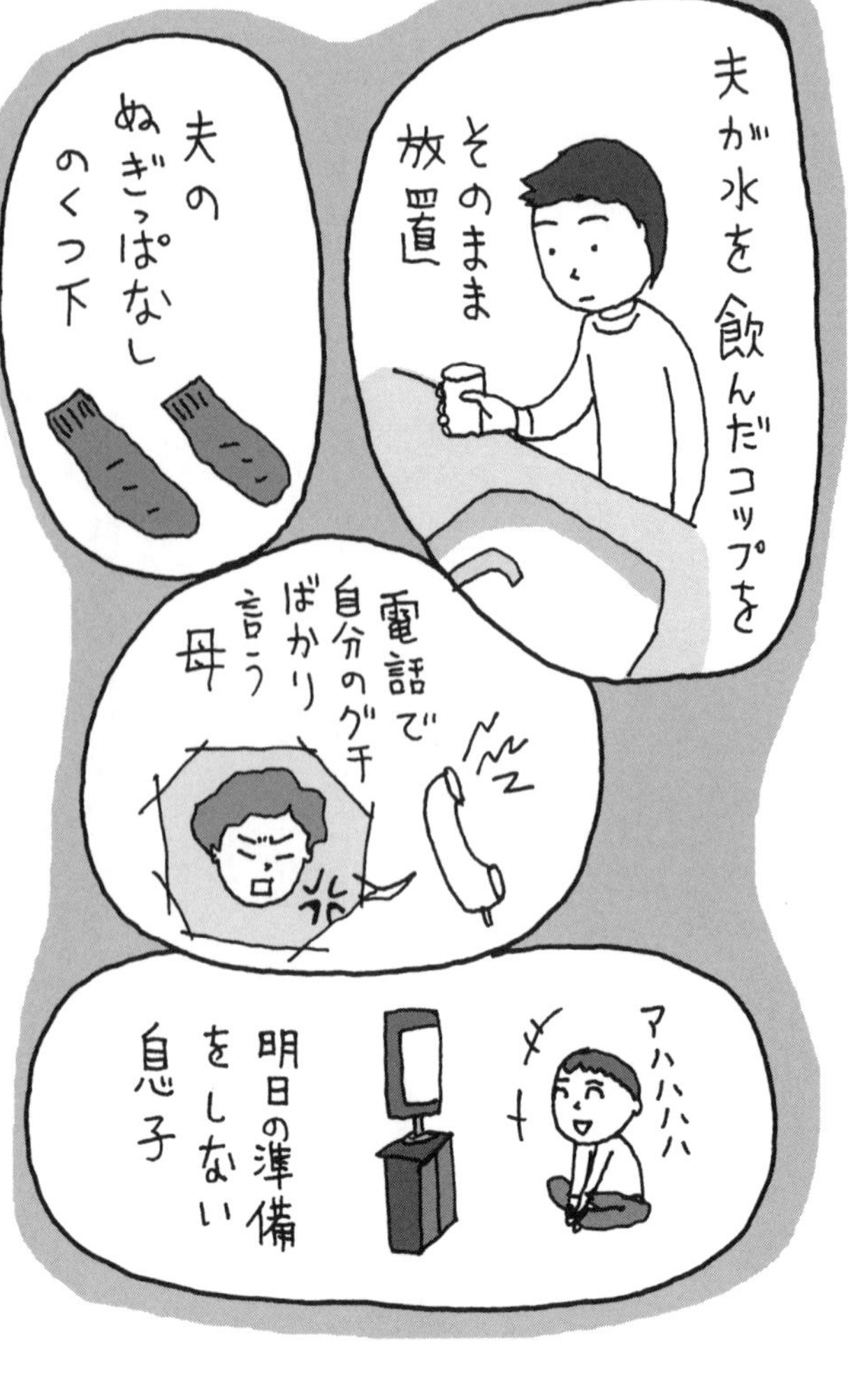
夫が水を飲んだコップをそのまま放置
夫のぬぎっぱなしのくつ下
電話で自分のグチばかり言う母
アハハハハ
明日の準備をしない息子

# work 5

# 仕事や学業に関するストレッサーは?

仕事や学業においてはどうでしょうか? 仕事や勉強をするにあたって、やりがいや達成感や喜びもたくさんあるかもしれませんが、一方で、仕事や勉強をする中で様々なストレッサーが降りかかってくることでしょう。大きなストレッサーから小さなストレッサーまで、いろいろと書き出してみましょう。

**[例]** 職場が遠くて通勤がつらい。気が合わない同僚がいる。制服が気に食わない。給料が安い。上司の冗談がつまらない。校則が細かすぎる。クレーマーみたいな客がいる。

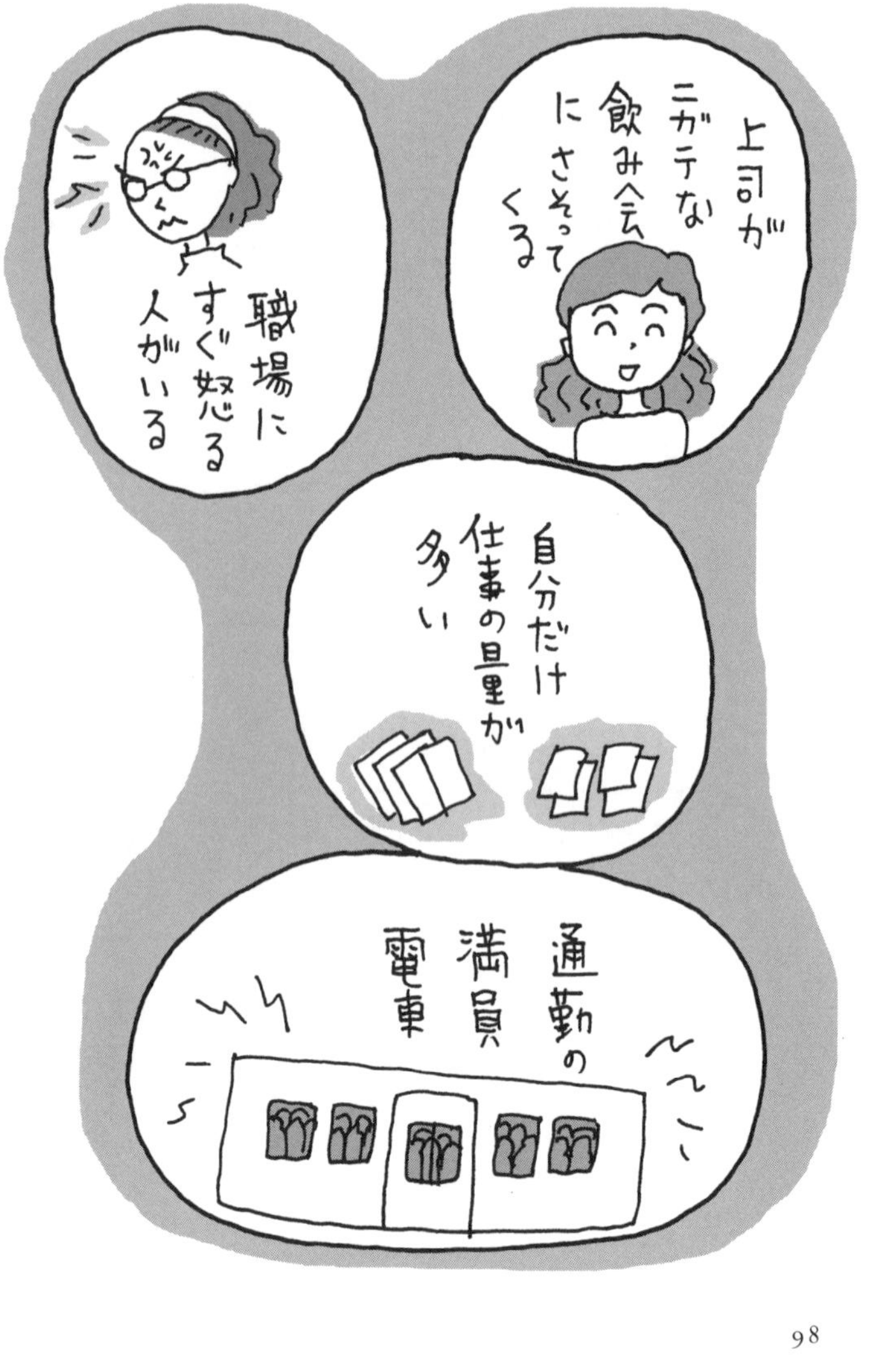
上司がニガテな飲み会にさそってくる
職場にすぐ怒る人がいる
自分だけ仕事の量が多い
通勤の満員電車

## work 6

# 人間関係に関するストレッサーは？

人間関係にも、様々なストレッサーが伴うでしょう。思いつくままに人間関係にまつわるストレッサーを書き出してみましょう。すでにワーク4や5で書いたストレッサーと重なってしまっても構いません。思いつくままに挙げてみましょう。

【例】妻が口うるさい。エレベーターで会っても、挨拶を返さない住人がいる。同僚が私の悪口を言っているらしい。恋人にフラれた。友人からのＬＩＮＥが頻繁すぎてつらい。

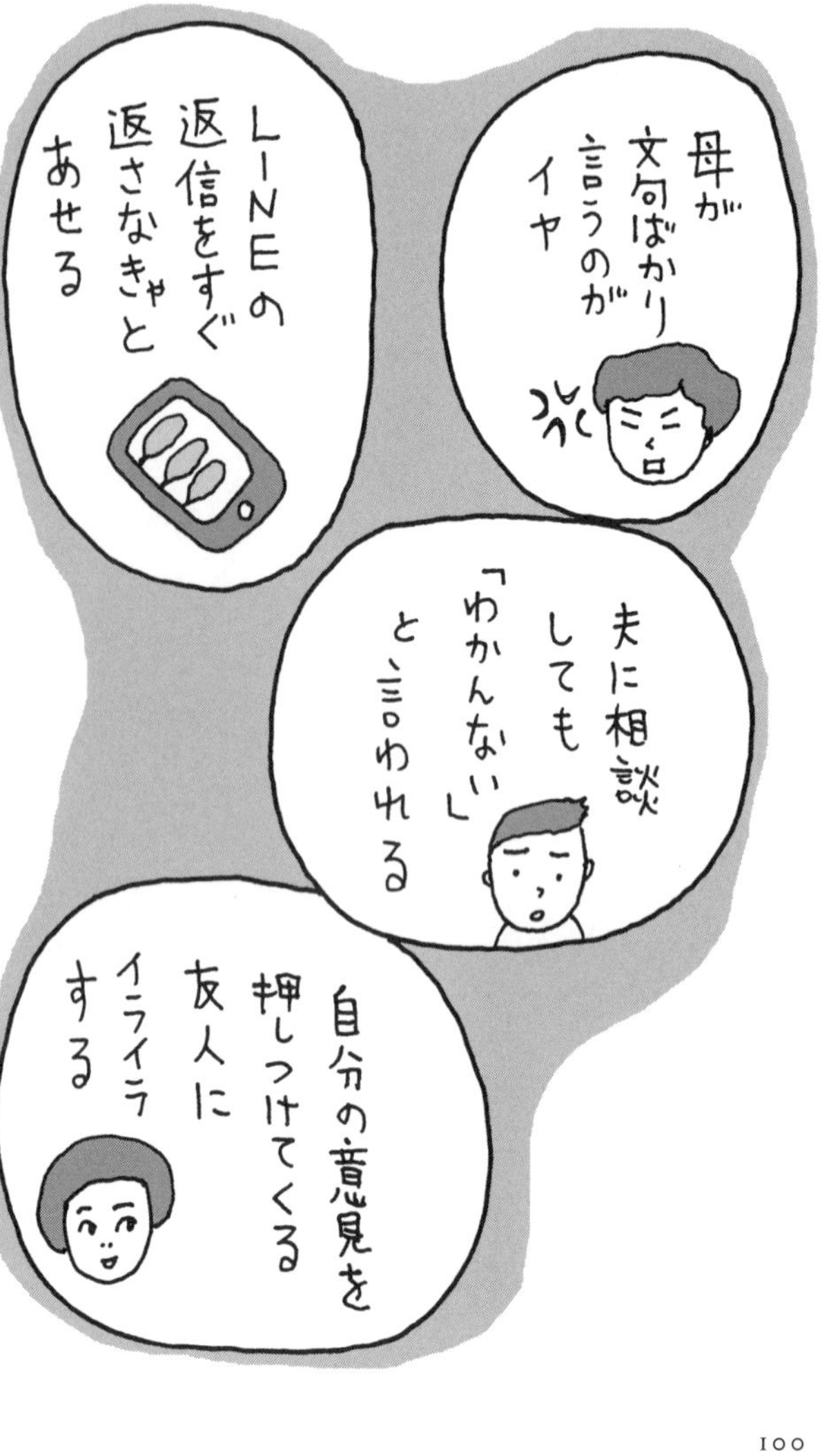
母が文句ばかり言うのがイヤ
LINEの返信をすぐ返さなきゃとあせる
夫に相談しても「わかんない」と言われる
自分の意見を押しつけてくる友人にイライラする

# work 7
# お金や生活面でのストレッサーは？

お金や生活に関するストレッサーもいろいろとあることでしょう。それらもこと細かに書き出します。

**［例］** もっと貯金したいのにできない。子どもの習い事にお金がかかりすぎる。コンビニでつい余計な買い物をしてしまう。ローンの支払いが苦しい。ごみ収集の時間が早すぎる。家の中が散らかっている。マンションの上の階の子どもが走り回る音がうるさい。

安いとついつい余計な物を買ってしまう
2コで500円
セール
下の階の人がベランダでタバコをすってる
夫が飲み会であっというまに大金を使う
5000
上の階の人のバタバタ走る音が気になる
バタバタ

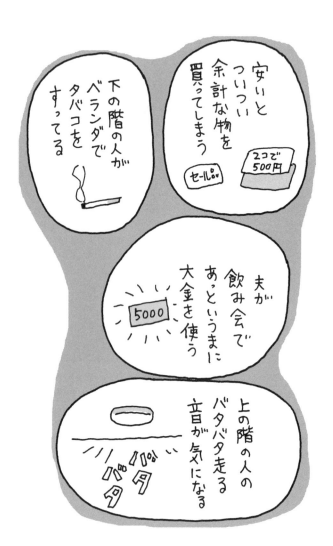

work 8

# 自分の心身について、あるいは心身の健康に関わるストレッサーは？

自分の心身は「外側の物理的環境」とは異なりますが、私たちの意に反して、自分の心や身体には実にいろんな現象が生じますよね。それらもストレッサーとしてとらえ、思いつくままに書き出してみましょう。

【例】最近2キロ体重が増え、服がきつい。虫歯があるが歯医者になかなか行けない。最近落ち込んでばかりいる。将来のことを考えると心配ばかりしてしまう。お腹がこわれている。毎日同じ時間にじんましんが出て身体がかゆい。

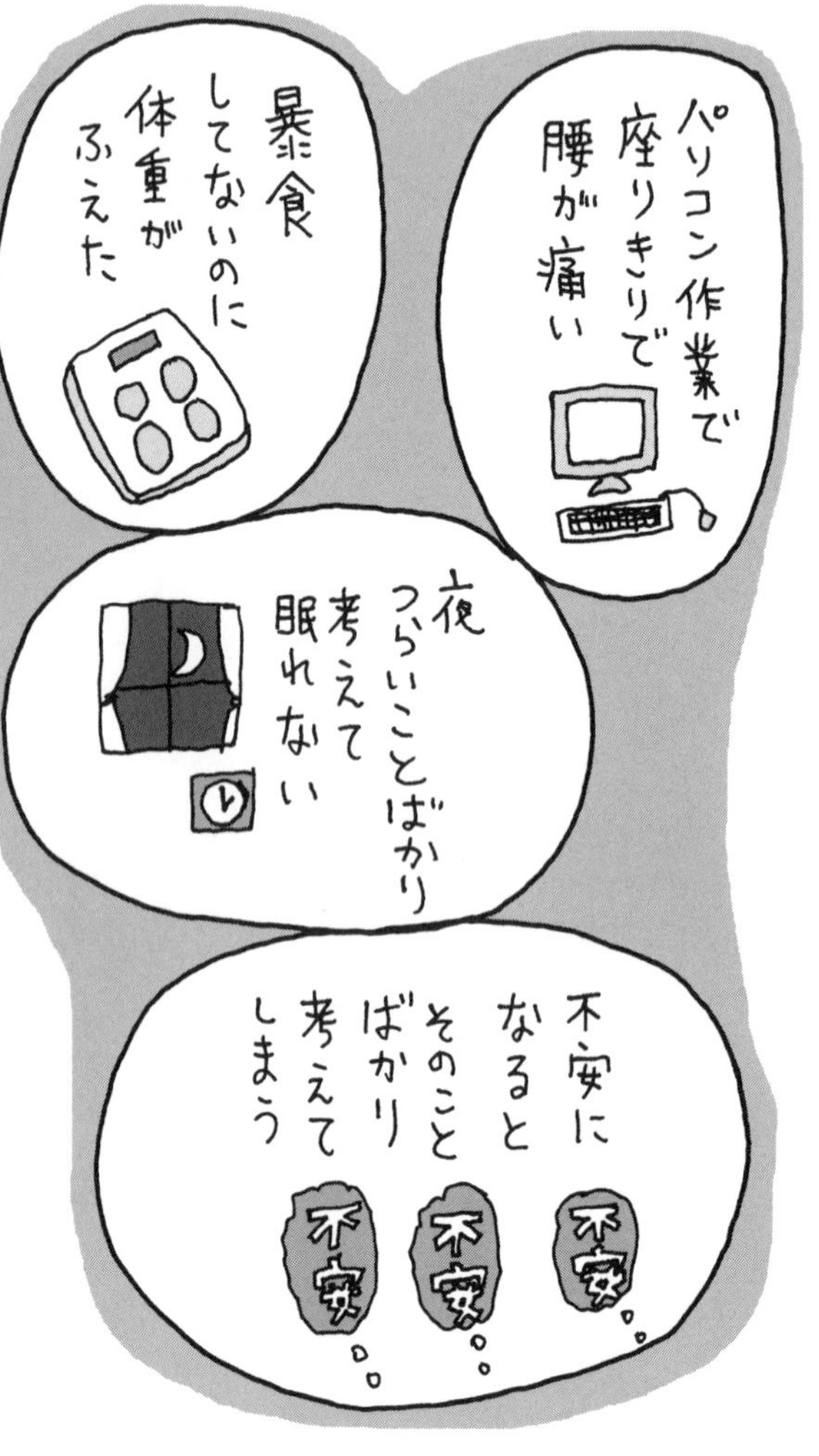

パソコン作業で
座りきりで
腰が痛い
暴食
してないのに
体重が
ふえた
夜
つらいことばかり
考えて
眠れない
不安に
なると
そのこと
ばかり
考えて
しまう
不安
不安
不安

# work 9
# フラッシュバックや欲求を引き起こすきっかけには何がある？

あなたが何かトラウマを抱えている場合、生活の中でフラッシュバックを起こすことがあるかもしれません。あるいはあなたが何らかのアディクション、つまりやめたくてもやめられない対象がある場合（**［例］**アルコール、ギャンブル、買い物、薬物、ゲームなど）、アディクションの対象への強烈な欲求が生じることがあるでしょう。フラッシュバックや欲求発生時には、なんらかの「きっかけ」があるものです。このきっかけも一種のストレッサーととらえることができます。よーく観察して、どのようなきっかけによって、フラッシュバックや欲求が生じるのか、気づいたら書き出してみましょう。

**［例］**被害に遭った日が近づく。街でクリスマスソングがかかる。男性の整髪料

のにおい。アルコールの試飲販売。インスタグラムで素敵な服を見てしまう。さみしいとき。お腹がすいたとき。フェイスブックやインスタグラムで楽しそうにしている友人の写真を見たとき。

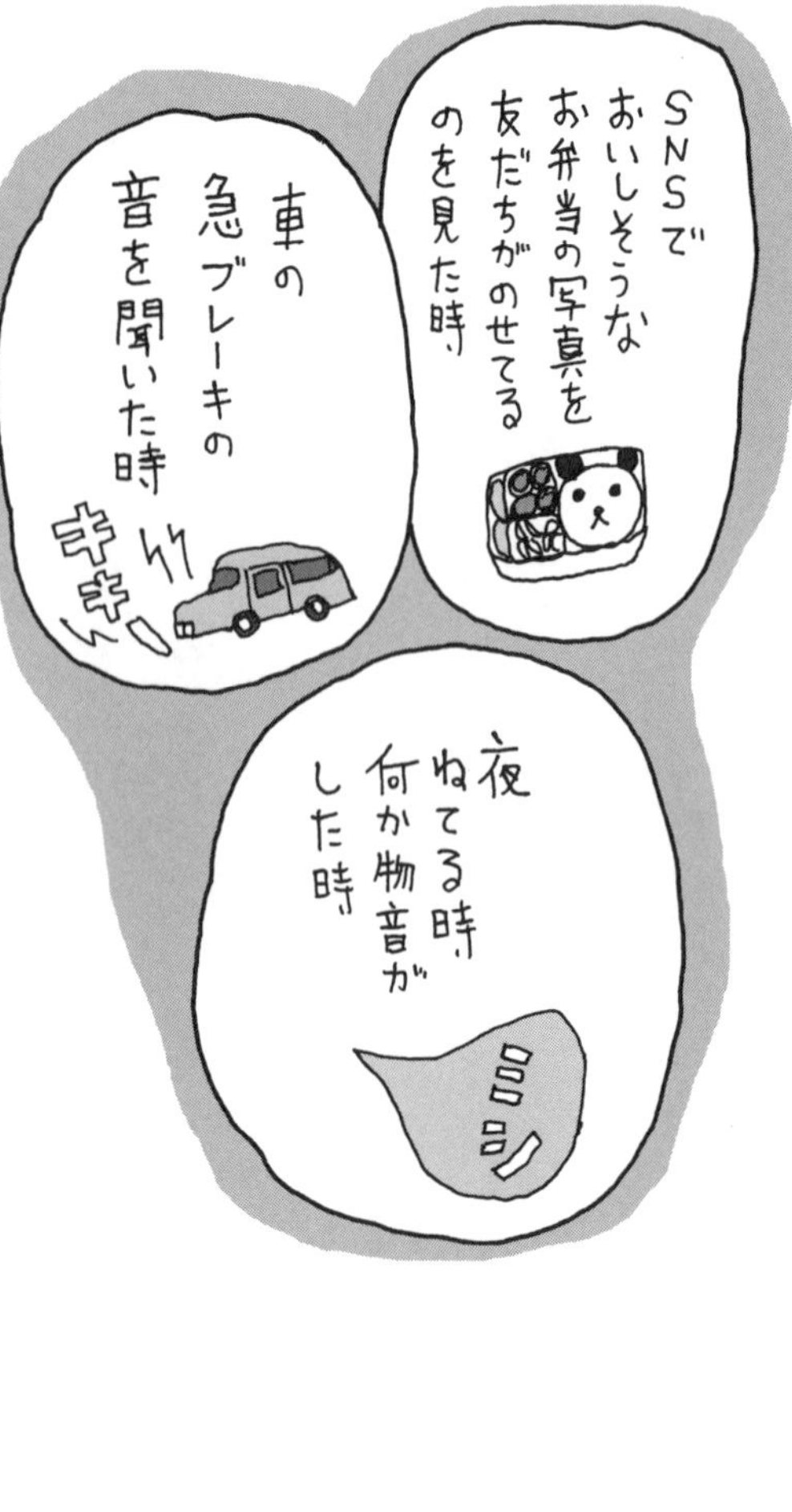
SNSでおいしそうなお弁当の写真を友だちがのせてるのを見た時
車の急ブレーキの音を聞いた時
キキー
夜ねてる時何か物音がした時
ミシッ

# work 10 ストレッサーに日々気づき、「ストレス日記」をつけましょう（外在化を習慣にする）

もうお分かりいただけたかと思いますが、小さなストレッサーまで含めると、私たちの日々の生活には、様々なストレッサーで満ちています。極端な話、私たちにストレッサーがなくなるのは、私たちの命が尽きるときです。つまり、生きている限り、必ずストレッサーはあるのです。大事なことは、ストレッサーを無理になくそうとすることではなく、ストレッサーに対して目をつむってそれを見ないようにすることでもなく、それぞれのストレッサーに気づきを向け、「ああ、今の自分にはこういうストレッサーがあるんだな」と受け止め、外在化する（書き出す）ことです。上にも書きましたが、ストレッサーを日々観察し、書き留めるだけで、セルフケアの効果があることが心理学でも確かめられています。なので皆さんには、ぜひ「ストレス日記」を日々、つけてもらいたいと思います。巻末の「ストレス日記」を大量にコピーして使ってください。またはスマホやパソコンに、ストレッサーに気づいたら、その都度入力するのもよいでしょう。あるいは鍵をかけたツイッターのアカウントを取得し、そこに延々とストレッサーを書き連ねる、というやり方もよいでしょう（実は私、それをやってます！　鍵をかけてフォロワーもゼロなので誰かに見られる心配がありません）。

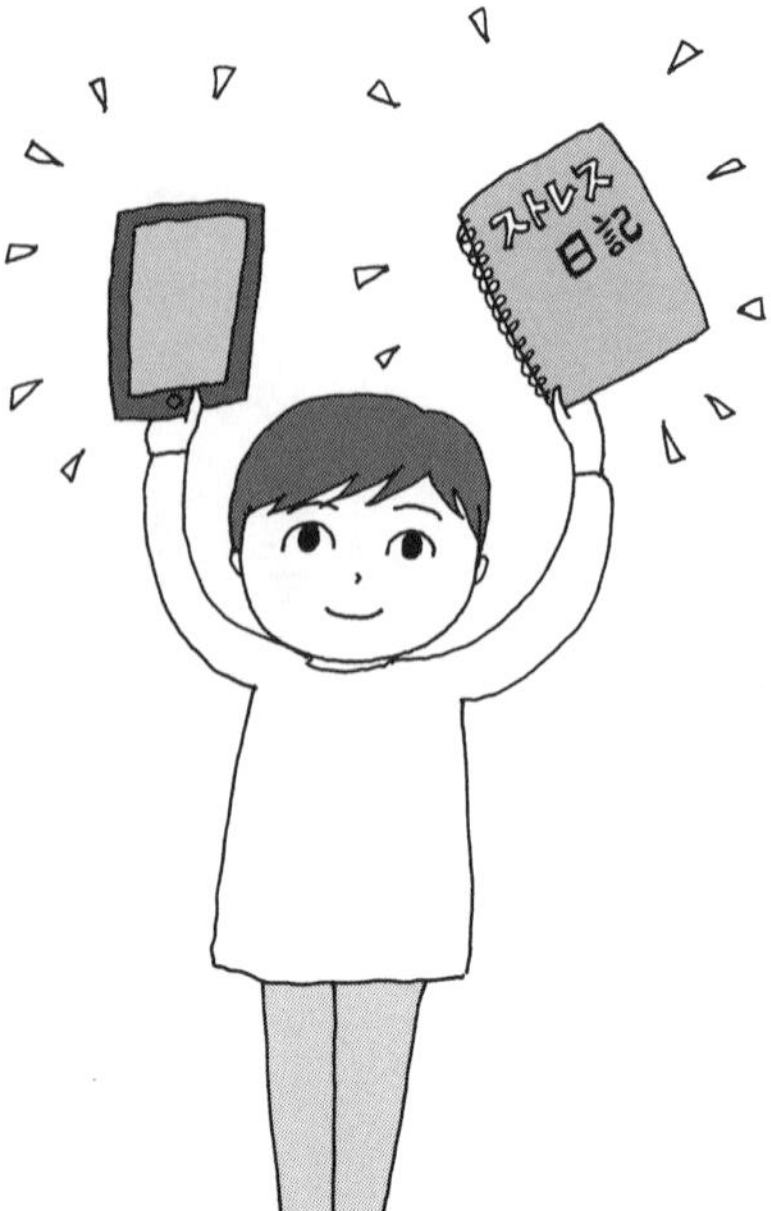

# 第 4 章

# ストレス反応に気づいて書き出す

## 解説

　ストレッサーに気づけるようになったら、次はストレッサーによって皆さんの心身に生じる様々な「ストレス反応」に気づきを向けることにします。「急に雨が降ってきた」というストレッサーがあれば、必ずそれに対して「いやだな〜」と思ったり、不快に感じたり、身体が濡れたり、雨宿りをしたり、といった反応が皆さんに生じるはずです。それらの反応を、ストレッサーのときと同じように、小さく細かく見ていくわけです。そしてストレッサーと同様に外在化、つまり書き出していきます。

　ストレス反応もストレッサーと同様、はじめからそれをどうにかしようとするのではなく、「そういうストレス反応が自分に生じている」ということに気づきを向け、理解したり外在化したりすることが重要で、それ自体がセルフケアにつながることが、心理学でも示されています。

ここで皆さんに覚えておいてもらいたいのは、「すべてのストレス反応は自分を守るための正常な反応」だということです。人間は、というよりは全ての生き物は、「生き延びるためにストレス反応が心身に生じる」ように設計されています。トラウマ反応（フラッシュバック、解離や凍りつき）だって同じです。ですから、「こんな程度でストレス反応が出てくるなんておかしい」「みんなは平気なのに、ストレス反応が出まくっている自分は弱い人間だ」などと自責することなく、まずはそういう反応が自分に起きているのだ、と認め、受け入れることにしましょう。

そのうえでどうすればいいかについては、次のマインドフルネス（第5章、第6章）とコーピング（第7章）のパートで様々な方法を紹介するので実践してみてください。

work 1

# ストレッサーに対して、自分の心身が何らかの変化や反応を起こしていること（ストレス反応）にまず気づく

あなたはすでに「ストレッサー」に気づくことができるようになっています。自分にふりかかってくるストレッサーに気づいたら、すかさず、自分自身に何らかの変化や反応が出ているのではないかと考え、自らの心や身体に気づきの目を向けてみましょう。そのストレッサーがあなたの心や身体に引き起こした何らかの変化、違和感、不快感、もやもやした感じ、重たい感じ、いやな感じ、痛み……などをキャッチするようにしましょう。まずは大雑把で構いません。何かの変化や反応が自分に起きていること自体に気づきましょう。

ストレス反応は先行するストレッサーに応じて後から生じるものですが、逆に、

# 第4章

## ストレス反応に気づいて書き出す

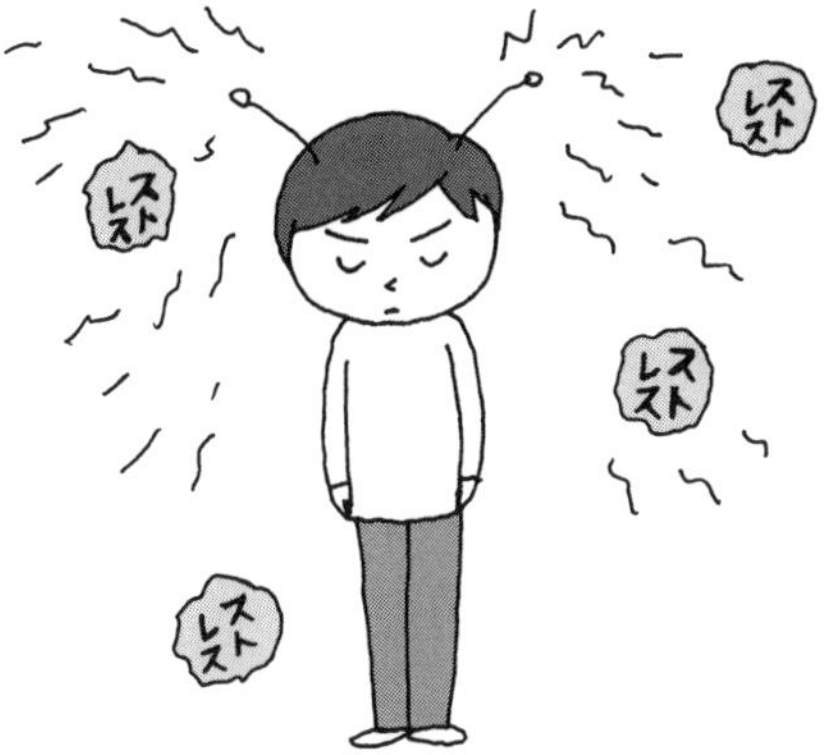


自分自身の心や身体に何らかのストレス反応が生じていると気づくことによって、「あ、もしかしたら私はストレスを感じている？」「ストレッサーは何だろう？」「もしかしてあのことがストレッサーになっているのかも？」というように、さかのぼるようにしてストレッサーが見つかる場合もあります。私たちの心や身体は、私たちが思っている以上に賢くて敏感です。私たちの「頭」では気がつかないことも、心や身体がセンサーになって、先に反応を起こしてくれることによって、私たちは自らのストレッサーやストレス反応に気がつくことができることがあります。ですから、とにかく自分自身の心や身体にきめ細かく気づきを向け、小さな変化や反応をキャッチできるようになることがとても大切です。

work

# 2

## ストレス反応にざっくりと名前をつける

自分自身の心身に生じた何らかの反応に気がついたら、まずはその反応に「名前」をつけてみます。名前はざっくりとしたもので構いません。たとえば「違和感」とか「もやもや」とか「イライラ」とか「身体の痛み」とか「胸のざわつき」とか「なんか落ち着かない」とか、なんでも構いません。なんなら、「よくわからないけど、なんか出ている」「謎のストレス反応」という名前でもオーケーです。ひとまずせっかくキャッチできたご自身のストレス反応に「タイトル」をつけてみるのです。

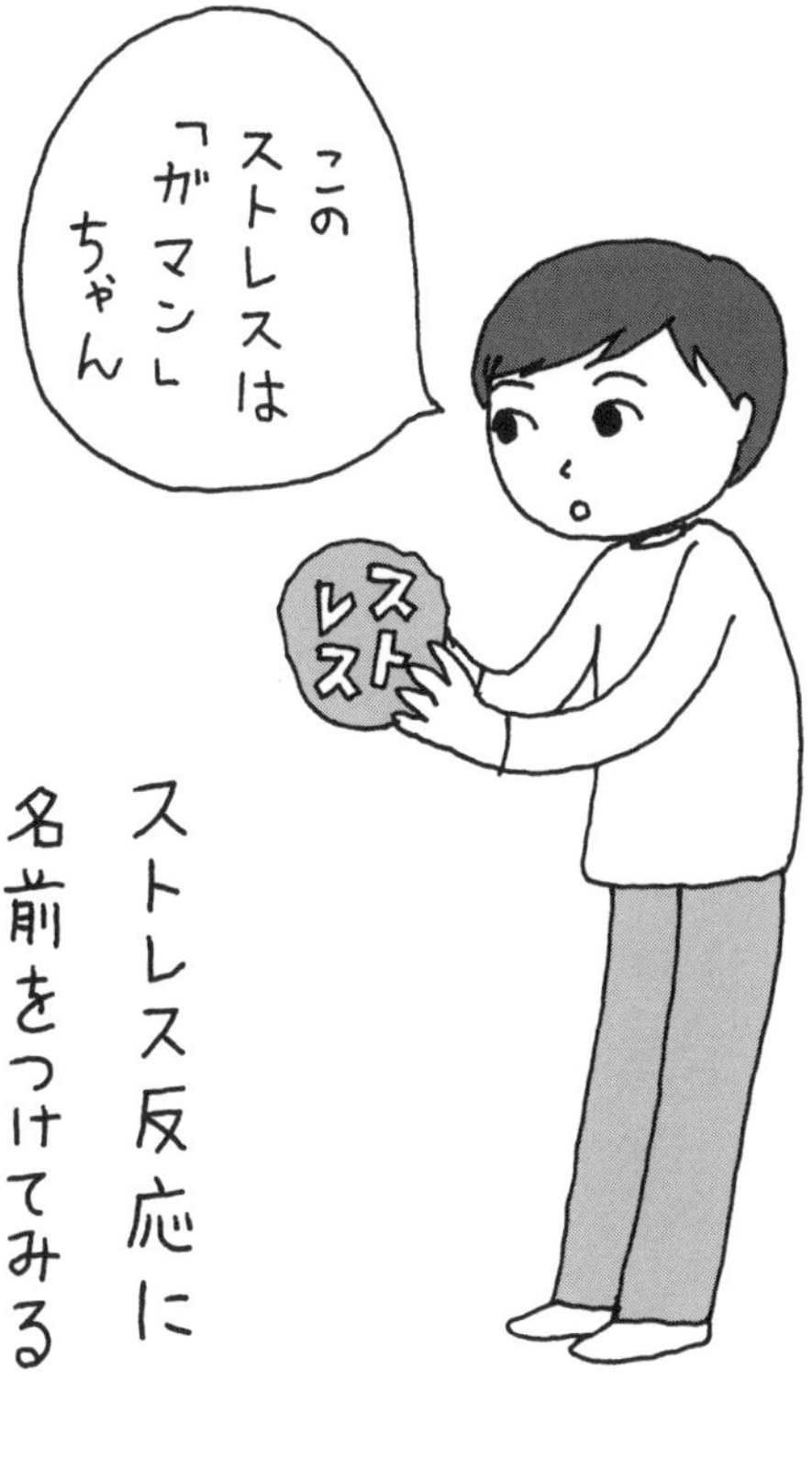


# ストレス反応に名前をつけてみる

work 3

# ストレス反応の「大きさ」や「重さ」にざっくりと数字をつける

ストレス反応に名前をつけたら、今度はその「大きさ」や「重さ」を測ります。たとえば最大のストレス反応を「100」だとすると、今感じている反応は「100」のうち、いくつぐらい？　50？　75？　90？　それとも15とか20ぐらい？

円グラフや棒グラフを使ってイメージしてみてもいいでしょう。数字をつけることによって、心身に生じたストレス反応の大きさや重さをあらためて客観的に把握することができますね。

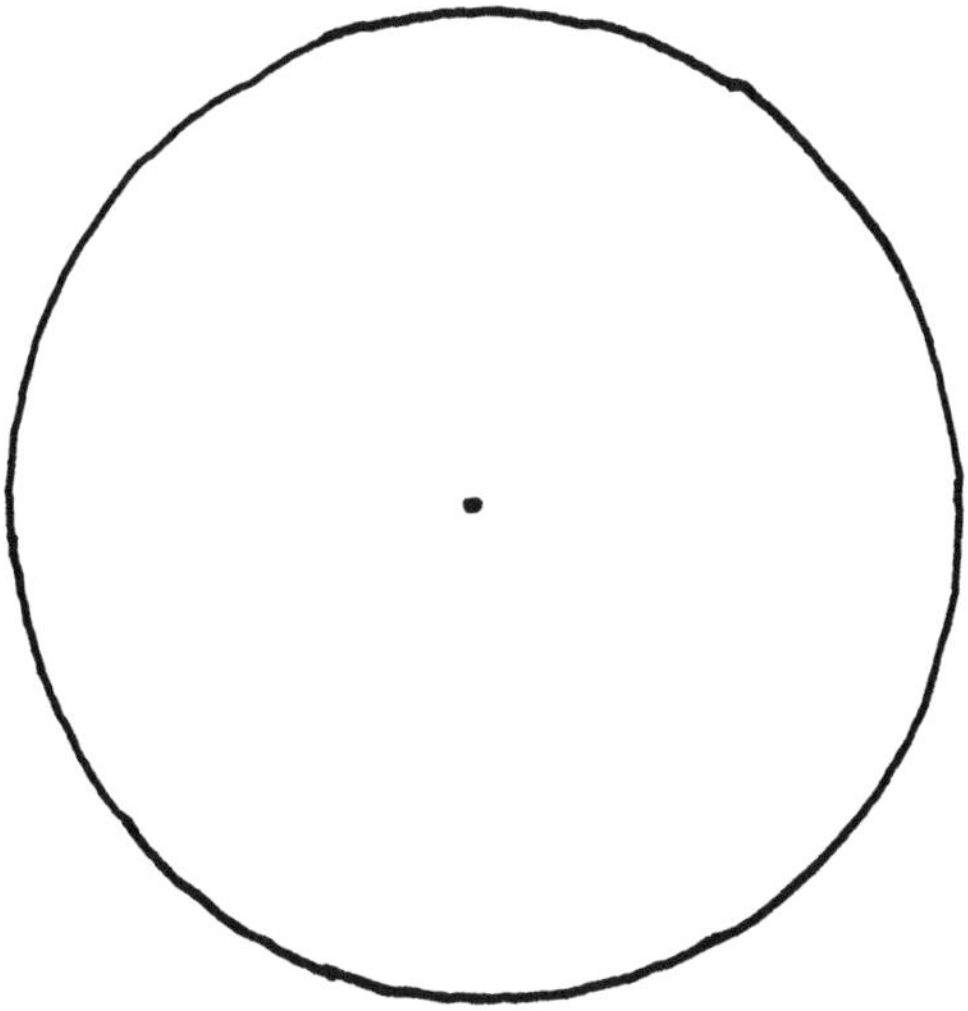

ストレス反応の大きさ
どれくらい？
書きこんでみよう

# 認知行動療法について

さて、ここで「認知行動療法」という心理学的アプローチについて、簡単に説明させてください。

これは81ページに提示した図の一部で、人のストレス体験を示したものです。もう皆さんおわかりの通り、皆さんにふりかかってくるものを「ストレッサー」、それに対する皆さんの心身の反応を「ストレス反応」と呼ぶのでしたね。そして皆さんはすでに、ご自身のストレス反応にざっくりと名前をつけたり、その大きさや重さに数字をつけたりする、ということができるようになりました。これだけでも十分に意味のあるワークなのですが、できれば、自分自身の反応について、より具体的に、よりきめ細かく気づきを向け、キャッチできるようになることが望ましい

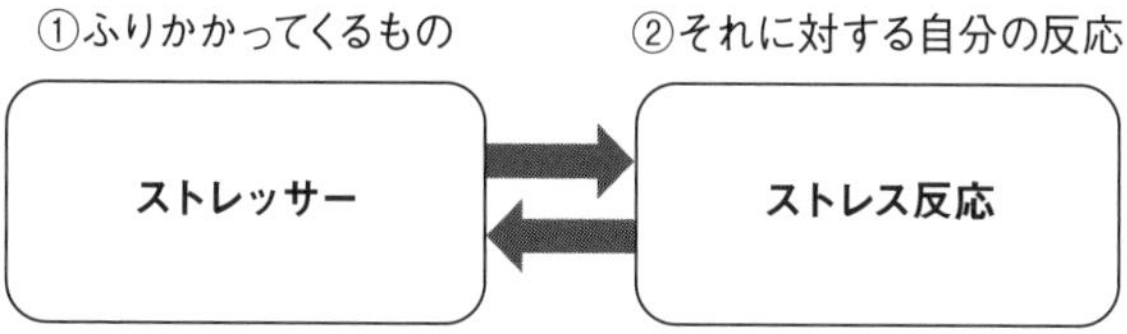


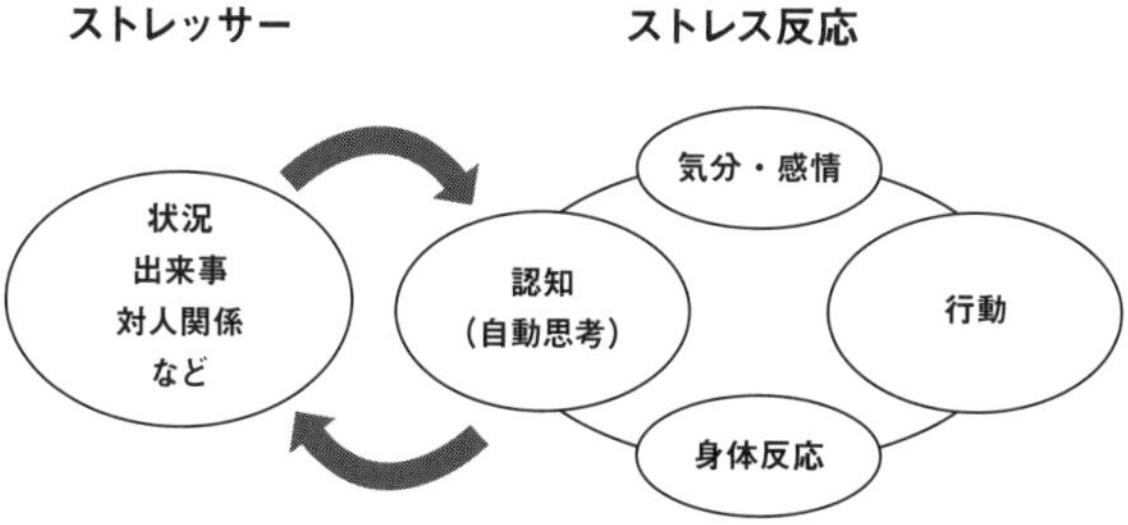


認知行動療法の基本的なモデル

と言われています。認知行動療法では、人の反応を、「認知（自動思考）」「気分・感情」「身体反応」「行動」の4つに分けます。

したがってストレス反応についても、その4つに分けて気づけるようになることが大切です。これについて以下に具体的に解説しますので、あまり難しく堅苦しく考えることなく、適当に読み、適当に各ワークにトライしてみてください。

work 4

## 頭に浮かぶ思い（自動思考）を言葉にしてみる

「認知」というのは頭のなかの考えや記憶や知識や信念のことです。「自動思考」も認知の一部ですが、「その都度、その瞬間に、自動的に頭をよぎる考えやイメージ」のことを言います。ストレス反応に気づくには、まずは自動思考に注意を向けるといいでしょう。自動思考に気づきを向け、それを言葉にしてみてください。以下の例を参考にしてみてください。

ストレス反応としての自動思考の例：「あ、雨だ、いやだなあ」「この人、何、おかしなこと言っているの？」「私が悪かったのかなあ」「もうやってらんない！」「明日、仕事に行きたくないなあ」「死にたい」「あいつを殴りたい」「給料日までお金がもつかなあ」……などなど。

自動思考がイメージとして出てくる例としては、たとえば、嫌いな人の顔が急に脳裏に浮かんでくるとか（視覚的なイメージ）、昔誰かに言われて嫌だった言葉が脳裏に響くとか（聴覚的なイメージ）、ペットが死んだときの情景を思い出して悲しくなるとか（視覚的なイメージ）、そういったものです。

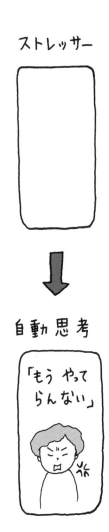

work

# 5

## 心に浮かぶ気持ち（気分・感情）を言葉にしてみる

「気分・感情」とは、心に浮かぶ気持ちのことです。「自動思考」が頭の中の現象だとすると、「気分・感情」はそうですねえ、お腹から胸のあたりが感じることが多いでしょうか。「気分・感情」は短い言葉でビシッと言い切れるのが特徴です。たとえば、「嬉しい」「悲しい」「さびしい」「むなしい」「うきうきする」「わくわくする」「イライラする」「むかつく」「孤独感」「落ち込む」「気が沈む」「暗くなる」「怒り」「やるせない」「爆発しそう」「不安」「恐怖」などです。

ストレッサーに反応して、自分の中に生じた様々な気分・感情に気づきを向け、ビシッと短い言葉でそれらの気分・感情に名前をつけてみましょう。ストレス反応として気分・感情が生じる場合は、ネガティブなものが多いですが、ポジティブなものとネガティブなものが混ざる場合もあります。「楽しみだけど不安」とか「うれしいけどさびしい」といったように。

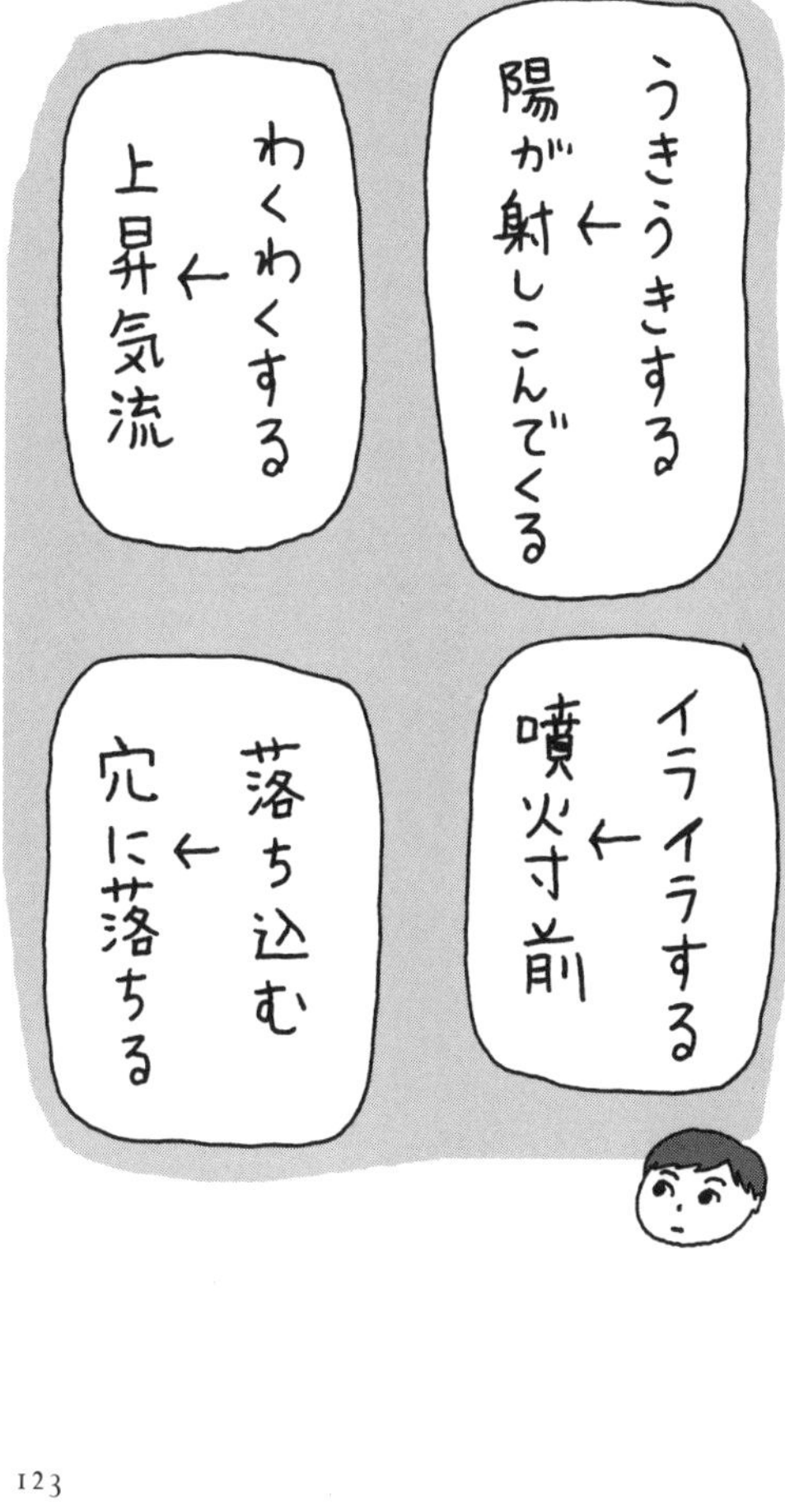

work 6

# 身体反応（生理的な現象）に気づき、言葉にする

生理的な身体の反応にも気づきを向けてみましょう。ストレス反応としての身体反応には、たとえば以下のものがあります。

呼吸が浅くなる。呼吸が止まる。頭に血が上る。胸がドキドキする。胸がざわざわする。頭が痛くなる。じんましんが出る。熱が出る。肩や首が凝る。背中が痛くなる。腰が痛くなる。胃が痛む。下痢をする。ガスが出る。お腹が痛くなる。便秘になる。頻尿になる。手足が震える。手足が冷たくなる。全身が硬直する。全身の力が抜ける。髪が抜ける。頭が痛くなる。頭がかゆくなる。手足がかゆくなる。のどが詰まる。視野が狭くなる……などなど。

身体はとても正直で、心でストレス反応を感じられなくても、身体には様々な

ストレス反応が出るものです。ぜひご自身の身体の様々な変化に気づきを向け、ストレス反応にこまめに気づき、それを言葉にするようにしてみましょう。

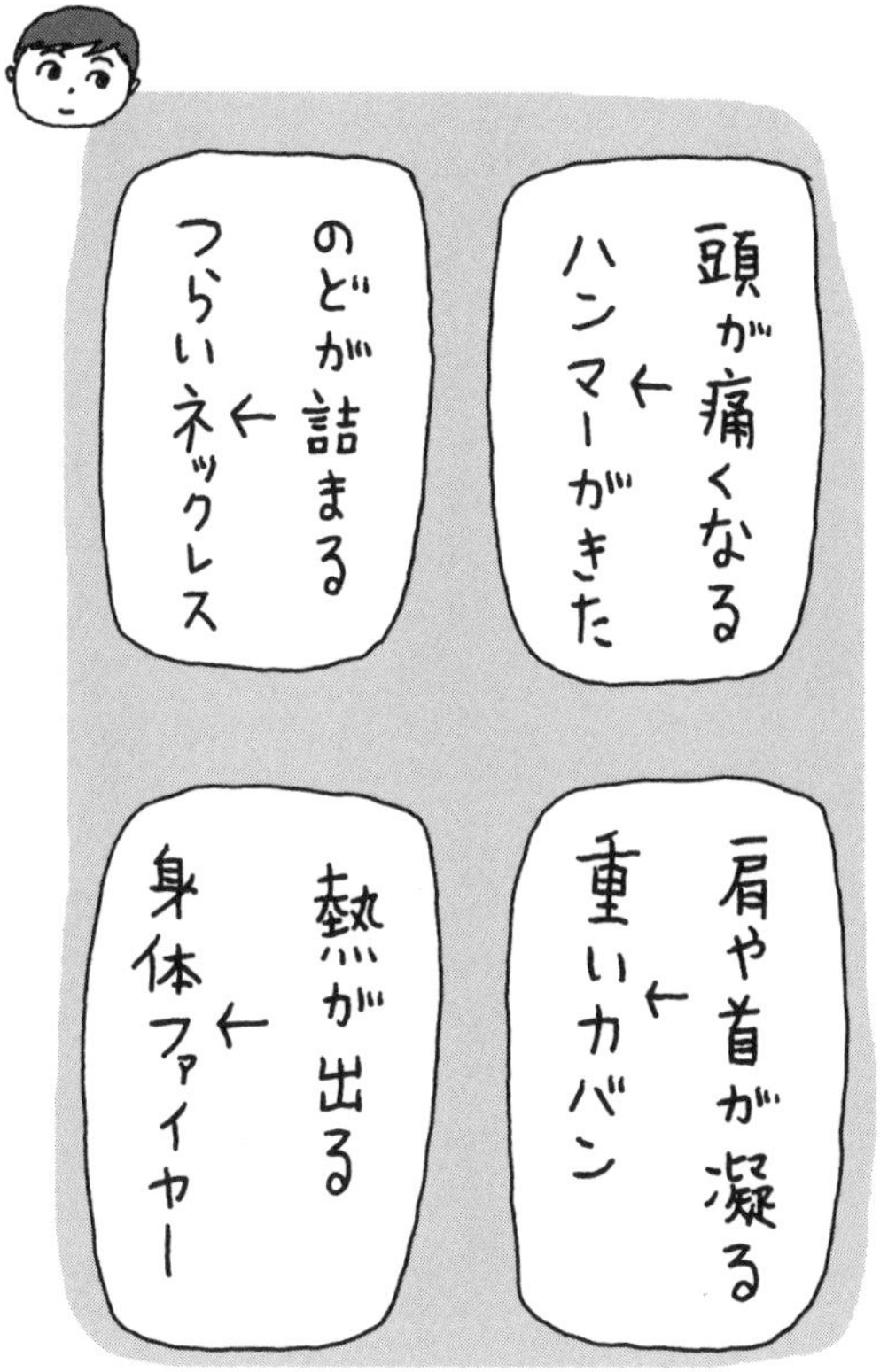

work 7

# 行動に現れるストレス反応に気づき、言葉にする

「行動」とはあなたの振る舞い、動作、身体の動き全てを言います。行動にも様々なストレス反応が現れます。

たとえば、「大声をあげる」「ため息をつく」「泣く」「寝込んでしまう」「甘いものを食べる」「こぶしを握りしめる」「髪の毛を抜く」「頭をかきむしる」「トイレにこもる」「スマホゲームに没頭する」「愛犬の写真を見る」などなど。

ふりかかってきたストレッサーに対して、自分がどのようなストレス反応を行動として起こしているか、そこに気づきを向け、言葉にしてみましょう。

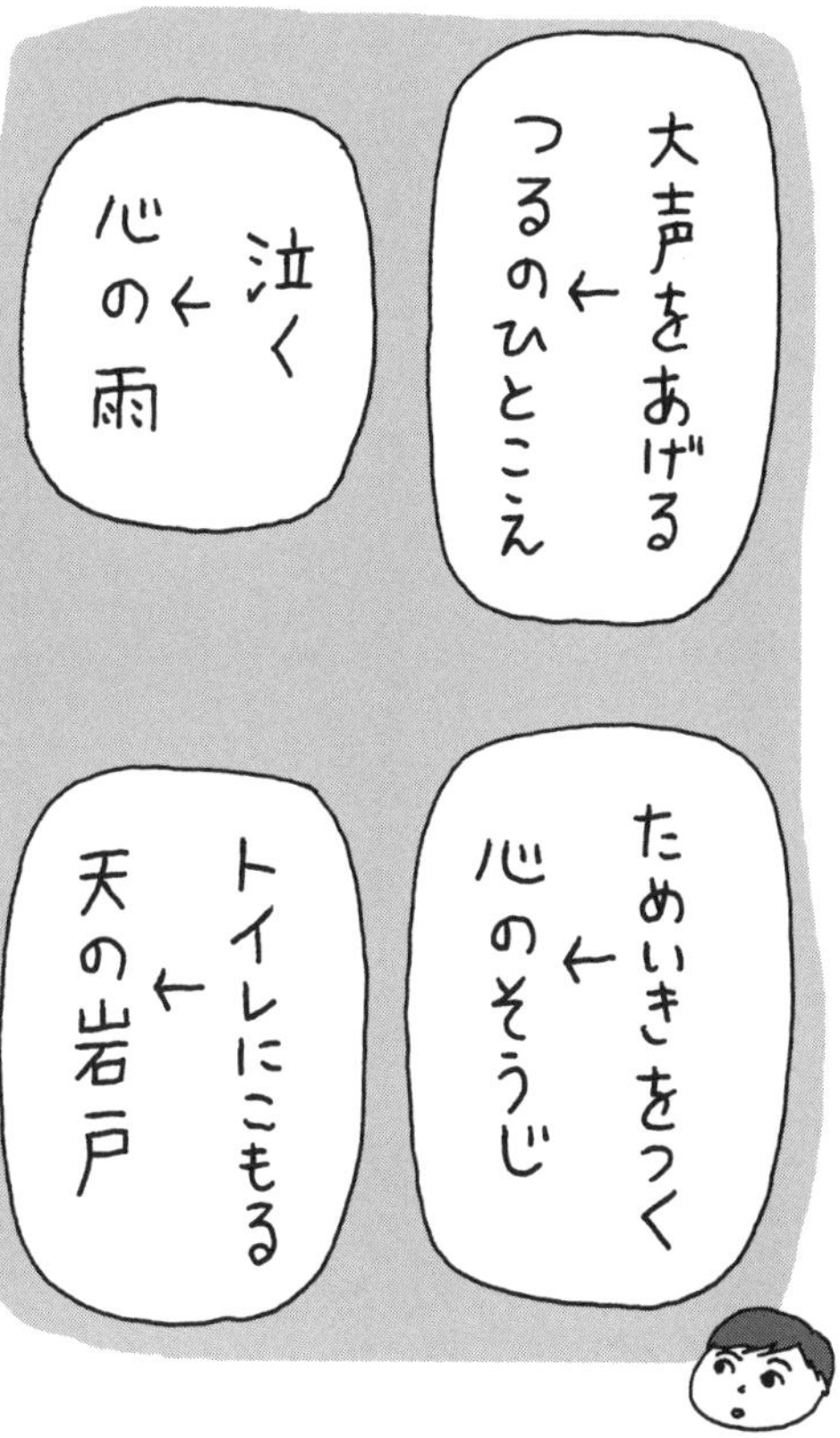
大声をあげる ← つるのひとこえ
泣く ← 心の雨
ためいきをつく ← 心のそうじ
トイレにこもる ← 天の岩戸

work 8

## ストレス反応を言葉ではなく、イラストや絵や図にして外在化してみる

自らの心身に生じたストレス反応を、「言葉にして書き出す」という「外在化」にはとても効果がありますが、「言葉」にこだわる必要はありません。言葉ではなく、「イメージ」や「絵」や「図」として表現するほうが性に合っているという人は、ぜひご自分に合った方法で外在化してください。絵を描くのが好きな人なら、どんどん絵を描いてしまえばいいのです。

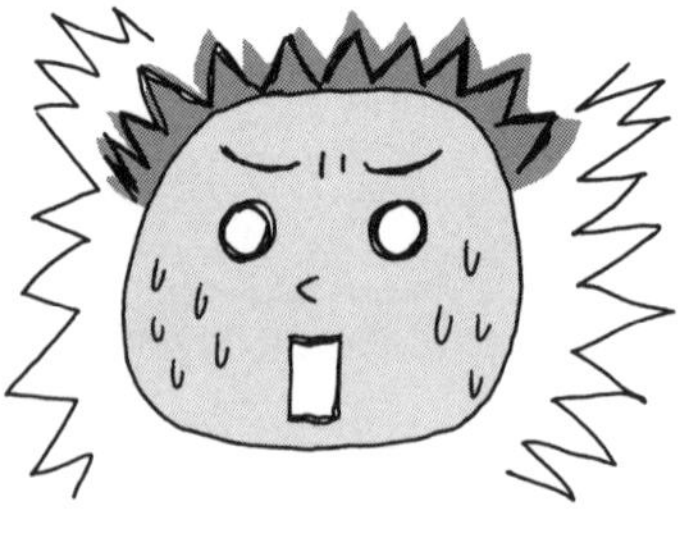

## work 9

# ストレス体験に関わる全ての要素（ストレッサー×自動思考、気分・感情、身体反応、行動）をいっぺんに外在化してみる

認知行動療法のモデルに基づき、ご自身のストレス反応を、「認知（自動思考）」「気分・感情」「身体反応」「行動」の4つにわけてとらえられるようになったのであれば、ぜひストレス体験全体を次頁の図に外在化してみましょう。巻末にも同じ図を掲載していますので、たくさんコピーしておき、いつでもすぐに書き込めるようにしておきましょう。

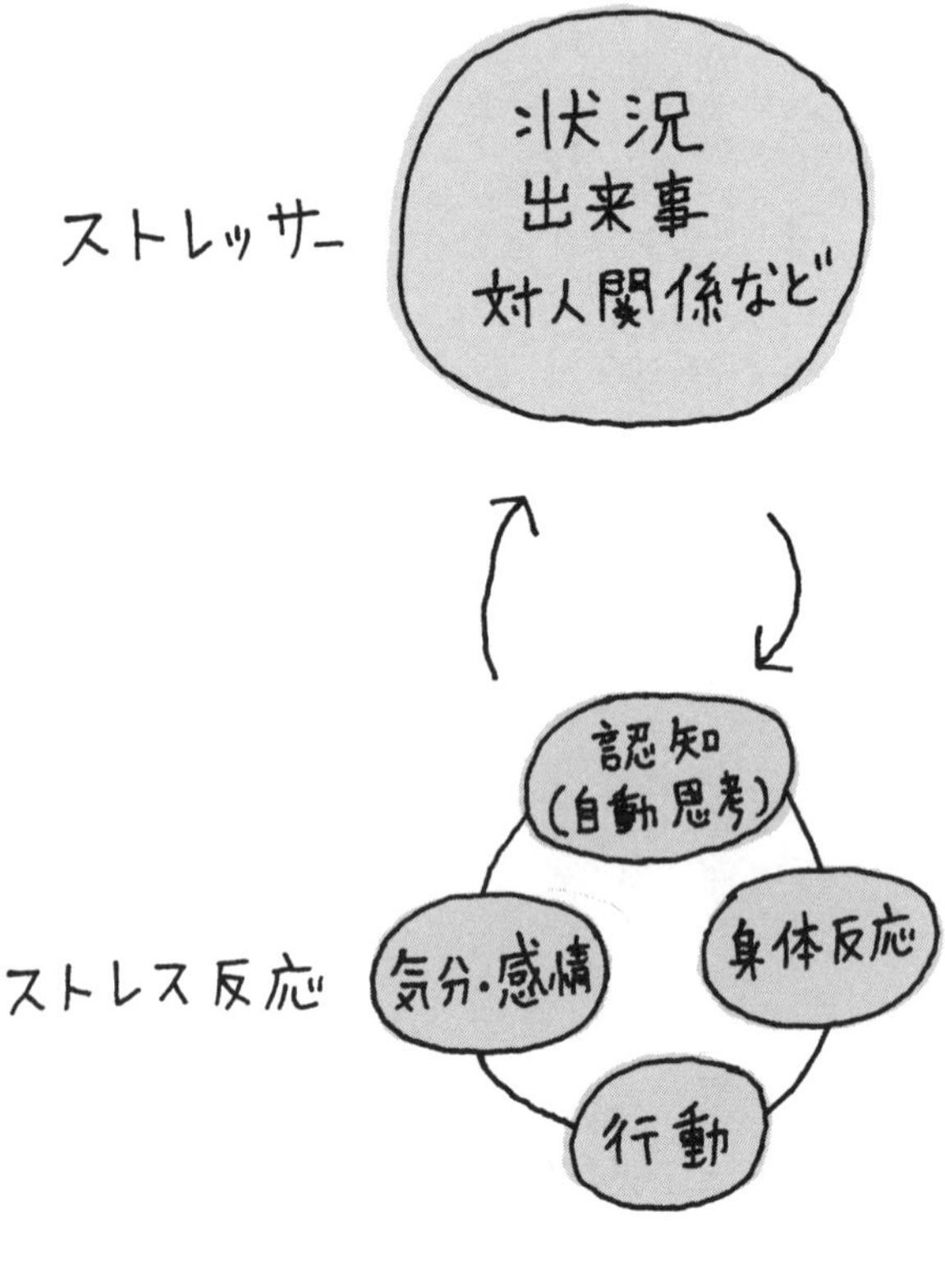
ストレッサー
状況
出来事
対人関係など
認知
（自動思考）
身体反応
ストレス反応
気分・感情
行動

## work 10
# ストレス日記をつけましょう

日々のストレス体験（ストレッサー&ストレス反応）をこまめに外在化するのを習慣にしましょう。通勤電車の帰り、夜の歯磨きの後、あるいは翌朝になってからでもいいので、「今日（昨日）はどういうストレス体験があったかなあ」と自分に訊いてみて、どんなささいなことでも構わないので、その日（前日）のストレッサーやストレス反応を外在化するのです。

巻末の「ストレス日記」に一日一行でいいから書き出してみるのでもいいですし、ワーク9で紹介した認知行動療法のモデルを使った図に毎日ひとつ書き込みをするのでもいいでしょう。日々のストレス体験にこまめに気がつけるようになると、次に紹介するマインドフルネス（第5章、第6章）やコーピング（第7章）

が実施しやすくなりますし、それらの効果がさらに増します。ぜひ日々のご自身のストレス体験にこまめに気づきを向け、外在化するようにしましょう。

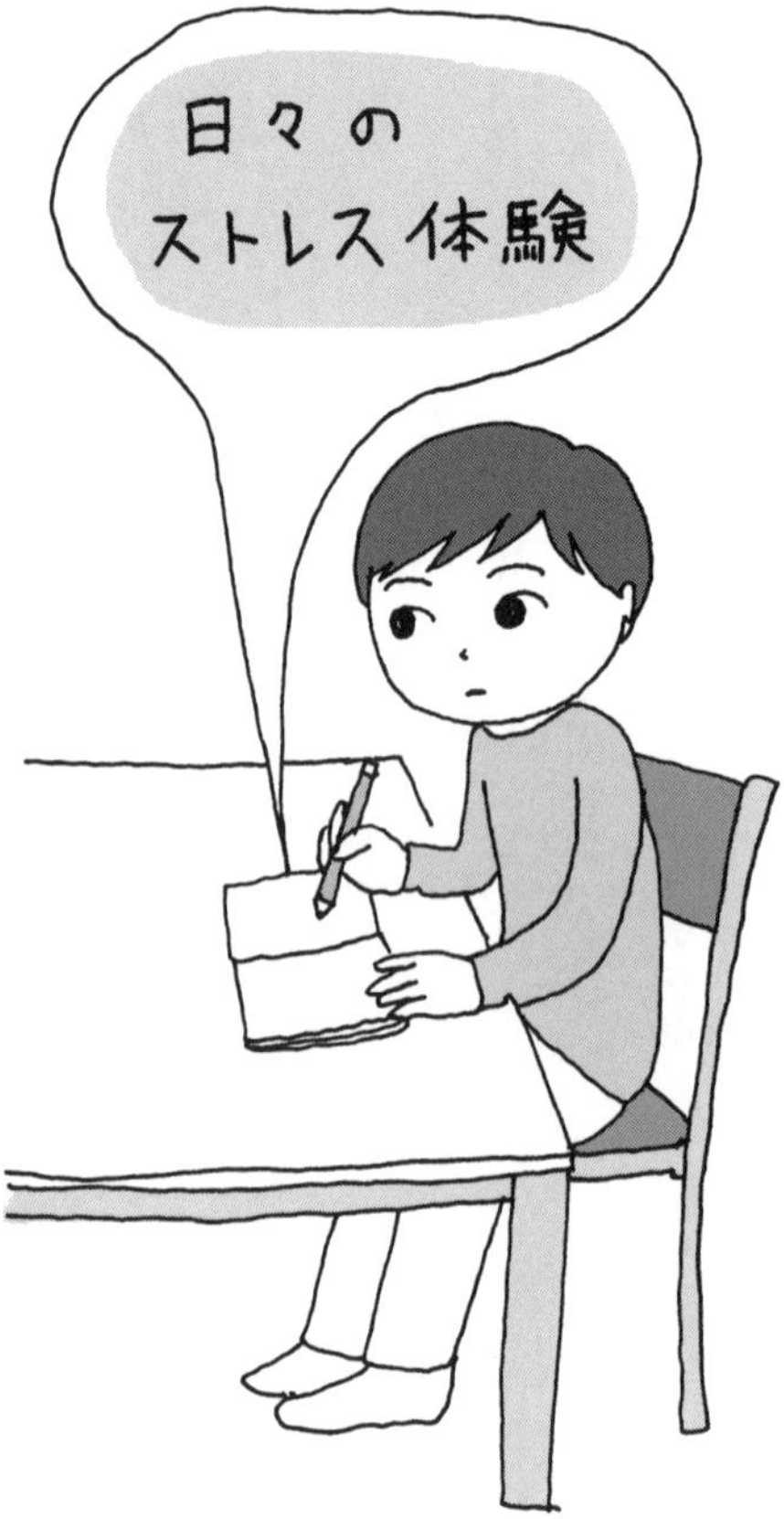

# 第 5 章

# マインドフルネスを実践する

（身体、行動、五感を使って）

## 解説

「マインドフルネス」とは、〝自分の「今・ここ」の体験に気づきを向け、それらを判断したり評価したりすることなく、そのまま眺めたり受け止めたりすること〟というものです。

皆さんには、第3章で「ストレッサー」に、第4章で「ストレス反応」に気づきを向け、それらを言葉にして外在化することを学んでもらいました。それらにマインドフルネスを行うとしたら、どんなストレッサーも、どんなストレス反応も、それらに対し、それらを「好き」とか「嫌い」とか「よい」とか「悪い」とかいった評価や判断を差しはさまずに、「こういうストレッサーがふりかかってきているなあ」「こういうストレス反応が出ているんだなあ」と、ただ眺めるイメージです。

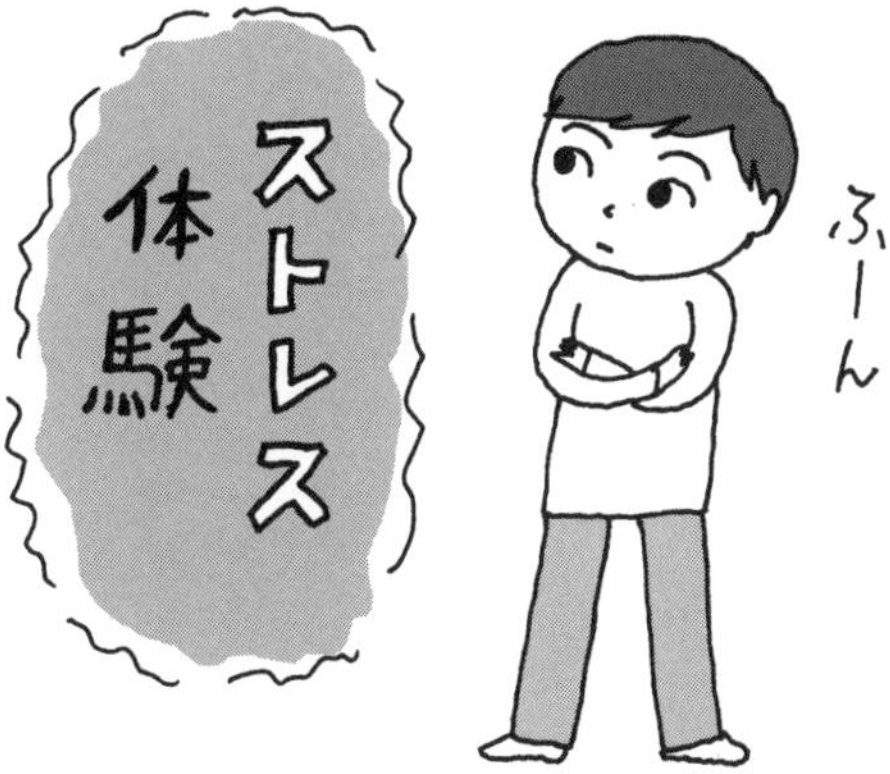


つまりストレス体験を上記の図に外在化しながら、その外在化されたものに対して、評価や判断をせずに、ただ「ふーん、今の自分のストレスってこうなっているのかあ」と受け止めることができれば、それがそのままストレス体験に対するマインドフルネス、ということになります。

これは口で言うほど、簡単なことではありません。だってストレッサーやストレス反応は実際には「不快」なものが多く、人は「不快」なものを嫌う傾向にあるからです。その不快な体験を「悪い」

ものと決めずに、そのまま受け止めましょう、味わいましょう、というのがマインドフルネスなのです。ね！　簡単ではないでしょう？　だからこそ、マインドフルネスには様々な「練習メニュー」が用意されています。

これから紹介する練習メニューを使ってマインドフルネスに慣れることができると、ストレス体験に対するマインドフルネスがとてもやりやすくなります。したがって日々のストレッサーやストレス反応については、それらに気づきを向け、外在化するというワーク（第3章、第4章）を続けながら、まずは第5章、第6章のマインドフルネスの様々な練習メニューにトライしてもらい、自分に合ったものを1つでも2つでもよいので選んで、日常的に続けてください。

そしてそれらのメニューに十分慣れたら、ストレス体験そのものにもマインドフルに気づきを向けるということを、日々、心がけてみてください。そこまでいくと皆さんは、ストレス体験に巻き込まれることなく、距離を置いてそれらを眺め、それらに対するコーピング（第7章）を落ち着いて実施できるようになります。そこまでいくと「苦しさのものさし」の点数がだいぶ低くなってくるでしょうし、「しあわせのものさし」の点数が高くなっていくことでしょう。

ところで先ほども書きましたが、マインドフルネスとは、〝自分の「今・ここ」の体験に気づきを向け、それらを判断したり評価したりすることなく、そのまま眺めたり受け止めたりすること〟ということです。これから様々な練習メニューを紹介しますが、とにかく大事なのは、マインドフルネスの対象となる体験（たとえば、これから紹介するようにレーズンとか呼吸とか自動思考とか感情とか）に対して「適当に集中する」ということです。

「適当に」というのがミソです。「ものすごく集中する」必要はありません。私たちの「意識」はとぎれたり、それたりする傾向を持っています。集中しようとしたって、どこかで意識が別のところに飛んでしまったり、別のことを考え始めたりすることはよくあることです。要は「ものすごく集中する」というのは続かないのです。ですので集中は大事ですが、意識が対象からはずれたり、違うことを考え始めたりしている自分に気づいたら、「あ、そうだ、適当に集中するんだった！」と思い直し、マインドフルネスのワークの対象（レーズンとか呼吸とか）に意識を戻しましょう。「集中がとぎれたら、それに気づいて、元に戻す」ということ自体が実はとても重要なのです。それが「適当に集中する」ということです。

また、マインドフルネスではご自身の体験に気づきを向け続けますが、その際の「まなざし」についても解説しておきましょう。できるだけ好奇心や興味を持って、そしてあたたかな「まなざし」でご自身の体験を眺めるようにしてください。「ふーん、今、私はこんなふうに感じているのかあ」「へえ、こんな感覚が身体に出てきたぞ、面白いなあ」といったように、様々な体験に対して、興味を持って、あたたかく、そして優しく、一つひとつを受け止めていってほしいのです。これはとても大事

# 第5章

# マインドフルネスを実践する
## ——身体、行動、五感を使って——

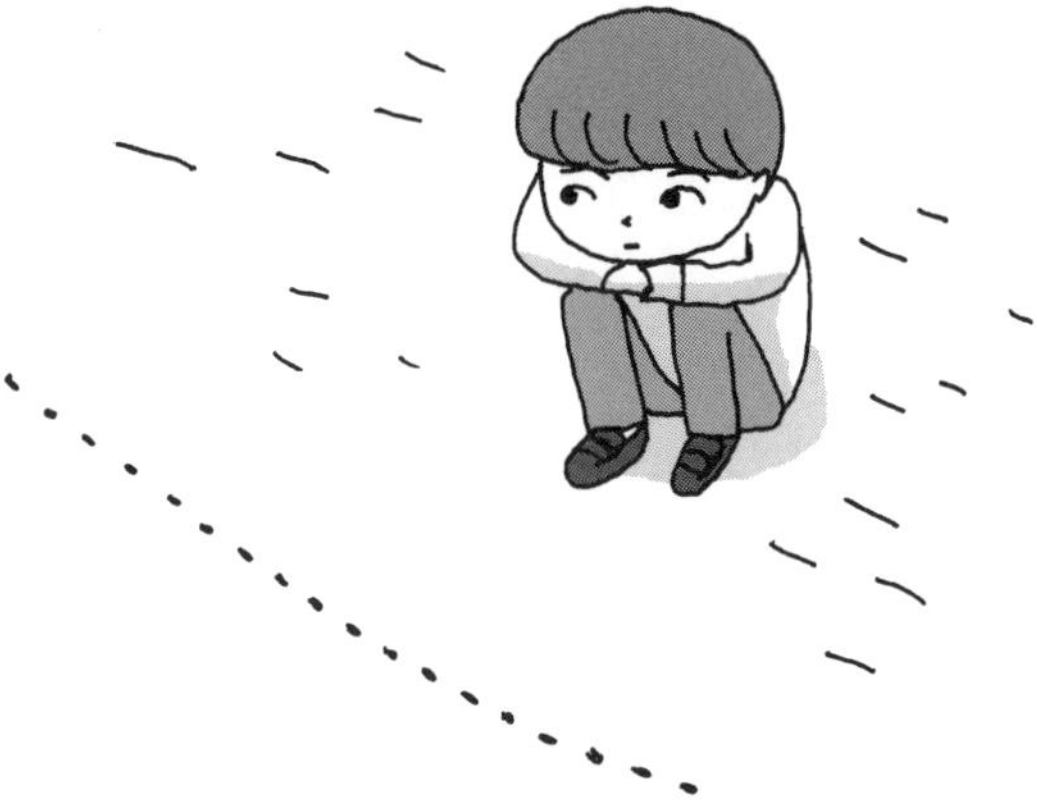

な注意事項です。忘れないようにしてください。

それでは第5章では、認知行動療法のモデルの中でも「行動」「身体感覚」に焦点を当てたマインドフルネスの練習メニューを10種類紹介します。どれも何らかの行動をしながら、そのときの身体感覚、特に五感（見る、聞く、触る、匂いをかぐ、味わう）に気づきを向け、受け止める、というものです。適当に集中しながら、ワークを実際にやってみてください。ワークに費やす時間は1分でも2分でも

5分でも10分でも構いません。ひとまずやってみて、どんな感じか、確かめてみましょう。ワークの際、「うまくできているか」「正しくできているか」といったことを気にする必要はまったくありません。まずはやってみるだけでオーケーです。

# work 1

## 「目に何が見えるか？」の実況中継（視覚を使ったマインドフルネス）

視覚（見る）を使ったマインドフルネスのワークです。まわりをぐるりと見渡して、「今、自分の目には何が見えるか」ということを一つひとつ実況中継してください。「あ、空が見える。空が青い。雲が見える。雲はやっぱり白いなあ。あっちの雲は魚みたいな形をしている。向こうに大きな建物が見える。ビルかな。隣にマンションのような建物がある。電柱が見える。電線も見える。道路が向こうまで伸びている。あ、犬と散歩している人がいる。車椅子で移動している人が見える。電動車椅子だ。民家が見える。庭に大きな木があるみたい。民家の門のところに草花が咲いている。あ、ノラ猫が目の前をよぎった。黒い猫だ」などなど。屋内にいたら、その屋内をぐるりと見渡して、何が見えるか、同様に実況中継しましょう。

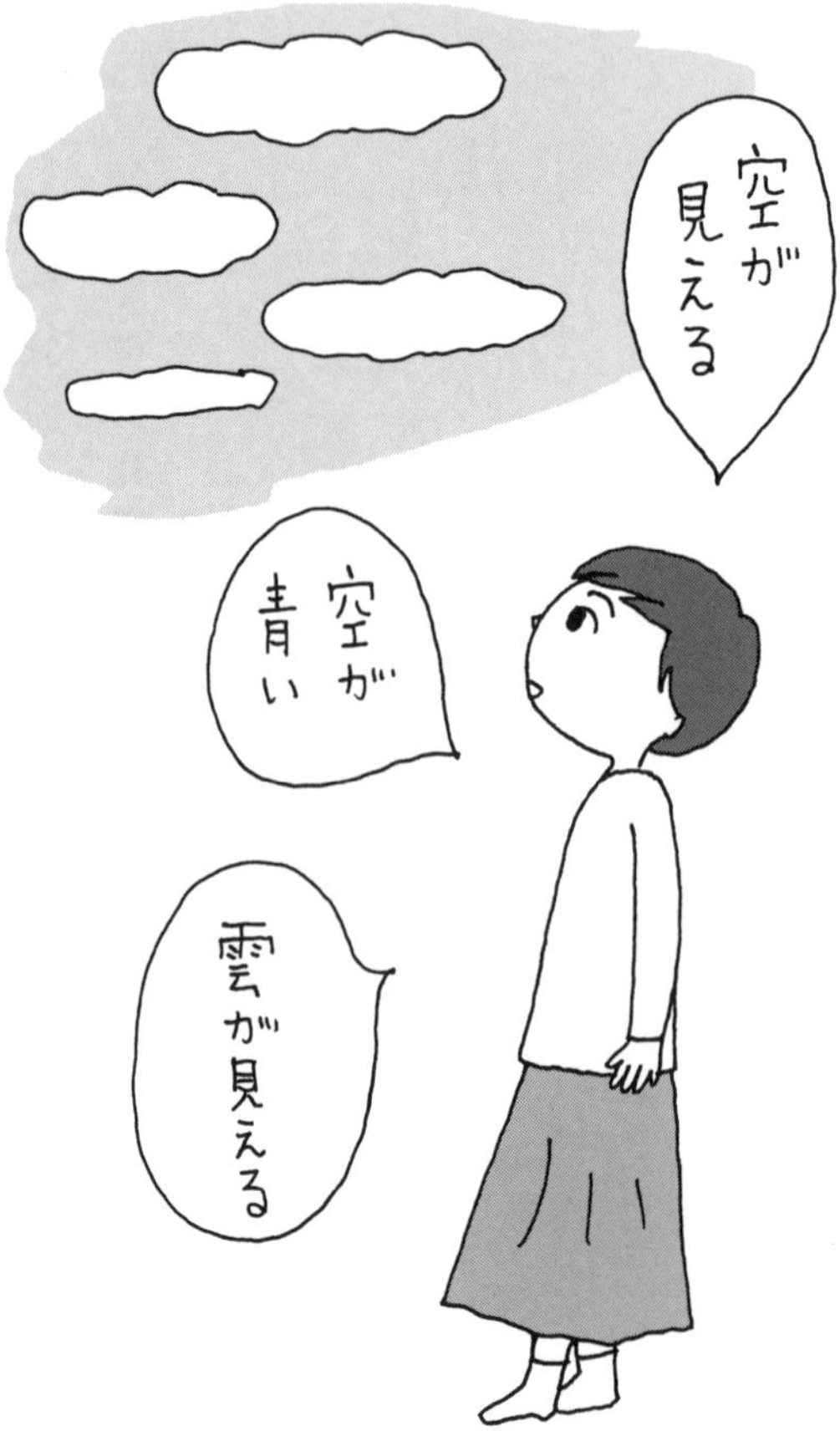

## work 2

## 目を閉じて（あるいは視線を下に落として）呼吸に注意を向けるワーク（マインドフルネス呼吸）

自らの呼吸にひたすら注意を向けて、それをそのまま感じます。吸った息がどこからどこに入ったのか（鼻から？　口から？　胸に入った？　お腹に入った？）、入った息が身体のなかをどうめぐっているのか、吐く息はどこからどこに出ていったのか、吐いた後、どんなタイミングで次の息を吸ったのか……呼吸器や全身に注意を張り巡らせて、呼吸に気づきを向け続けましょう。途中で呼吸から意識がそれたら、「それたな」と気づき、また呼吸に意識を向けなおしましょう。

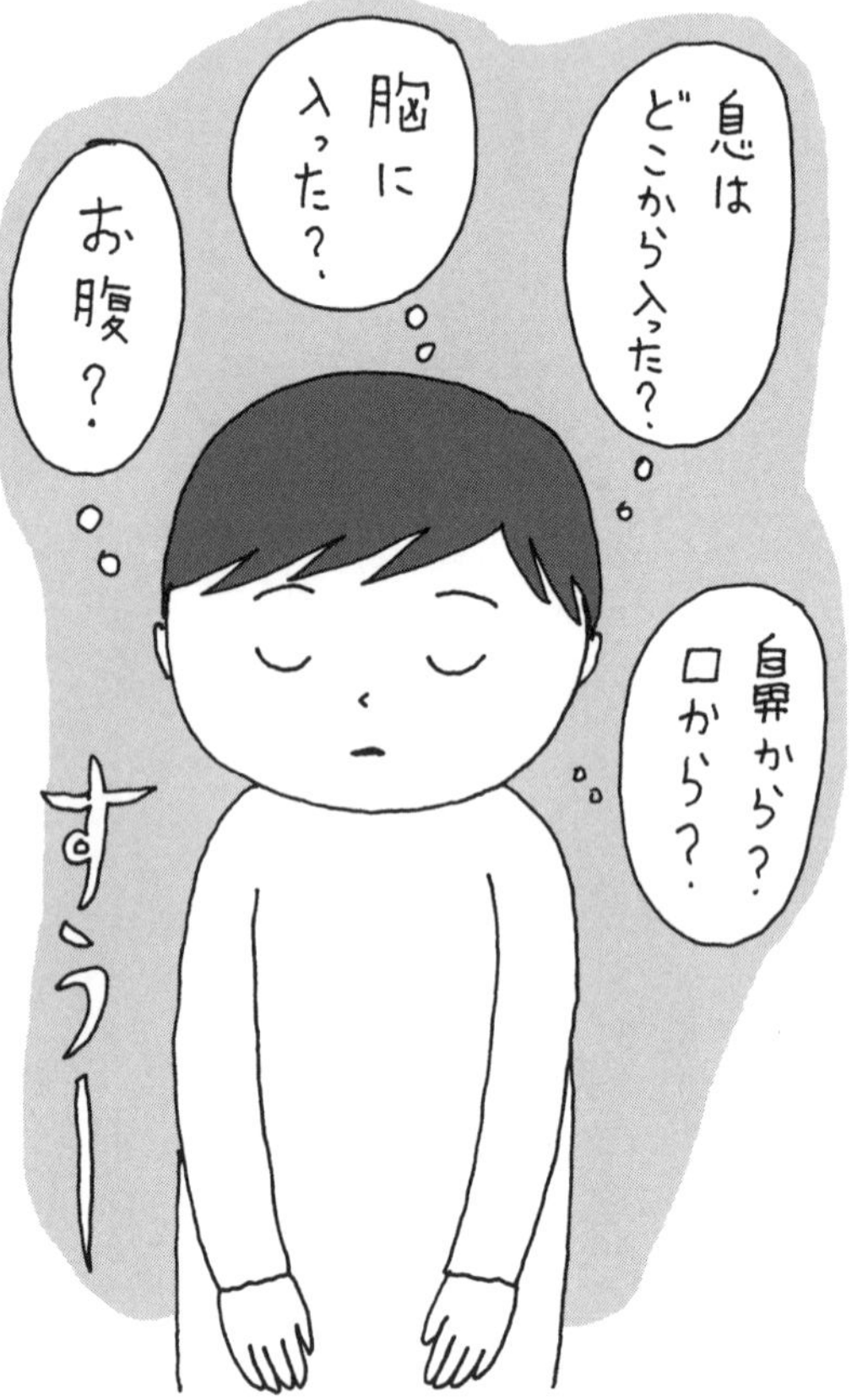
息はどこから入った？
胸に入った？
お腹？
鼻から？口から？
すうー

# work 3

## やわらかいものやふわふわしたものを手のひらでなでるワーク（触るマインドフルネス）

手のひらを使って、触覚（触った感覚）に気づきを向けるワークです。あえて手触りのよいものに触って、その手触りのよさをそのまま感じ、味わうことにしましょう。ふわふわ、もふもふ、すべすべ、ほかほか、ひんやり……何でも構いません。毛布。タオル。ハンカチ。スカーフ。わんこ。ねこ。ぬいぐるみ。テーブルをなでる。スマホの画面をなでる。自分の身体をなでてもいいですね。ペットボトルをなでる。ガラスをなでる。紙をなでる。いろんなものを手のひらでなでて、その感触を味わいましょう。

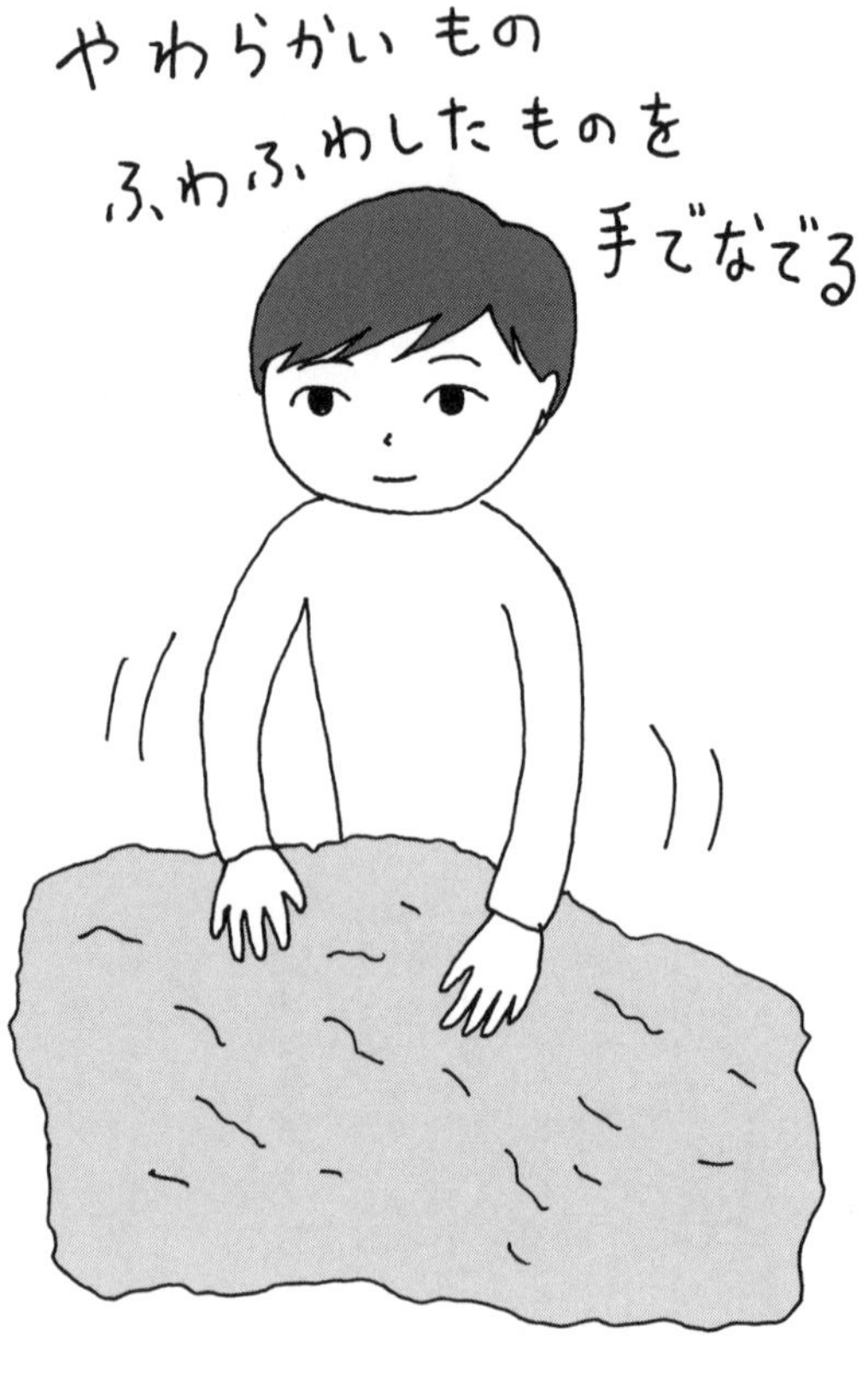
やわらかいもの
ふわふわしたものを
手でなでる

work 4

# 食べるマインドフルネス、飲むマインドフルネス（味覚を使ったマインドフルネス）

「レーズンエクササイズ」という有名なマインドフルネスのワークがあります。一粒のレーズンを手に取って、ながめまくり（視覚）、においをかぎ（嗅覚）、指でつまんだりしてもてあそび（触覚）、口に入れて、舌や歯でつんつんしたり（触覚や味覚）、つばが出てくるのを感じたり、口の中でレーズンを噛んで、その甘さや酸っぱさを感じたり（味覚）、噛みながら鼻から抜けるにおいを感じたり（嗅覚）、咀嚼されて細かくなったレーズンの味や形を舌で探ったり（味覚や触覚）、粉々になったレーズンをごくんと飲み込んで、その感触を喉で味わったり（味覚や触覚）、飲み込むと鼻から抜けるにおいが変化するのでそのにおいを感じたり（嗅覚）、すべて飲み込んだ後も口の中に残るレーズンの余韻を味わったり（味覚や嗅覚）……というように、一粒のレーズンを、五感を使って大事に丁寧に味わうことが「食べるマインドフルネス」です。これは他の食べ物や飲み物に応用できます。日々食べたり飲んだりしている何か（おにぎり、パン、みそ汁、果物、チョコレート、キャンディ、コーヒー、お茶、水、ワインなど）を対象に、一口だけでいいので、マインドフルネスのワークをやってみましょう。

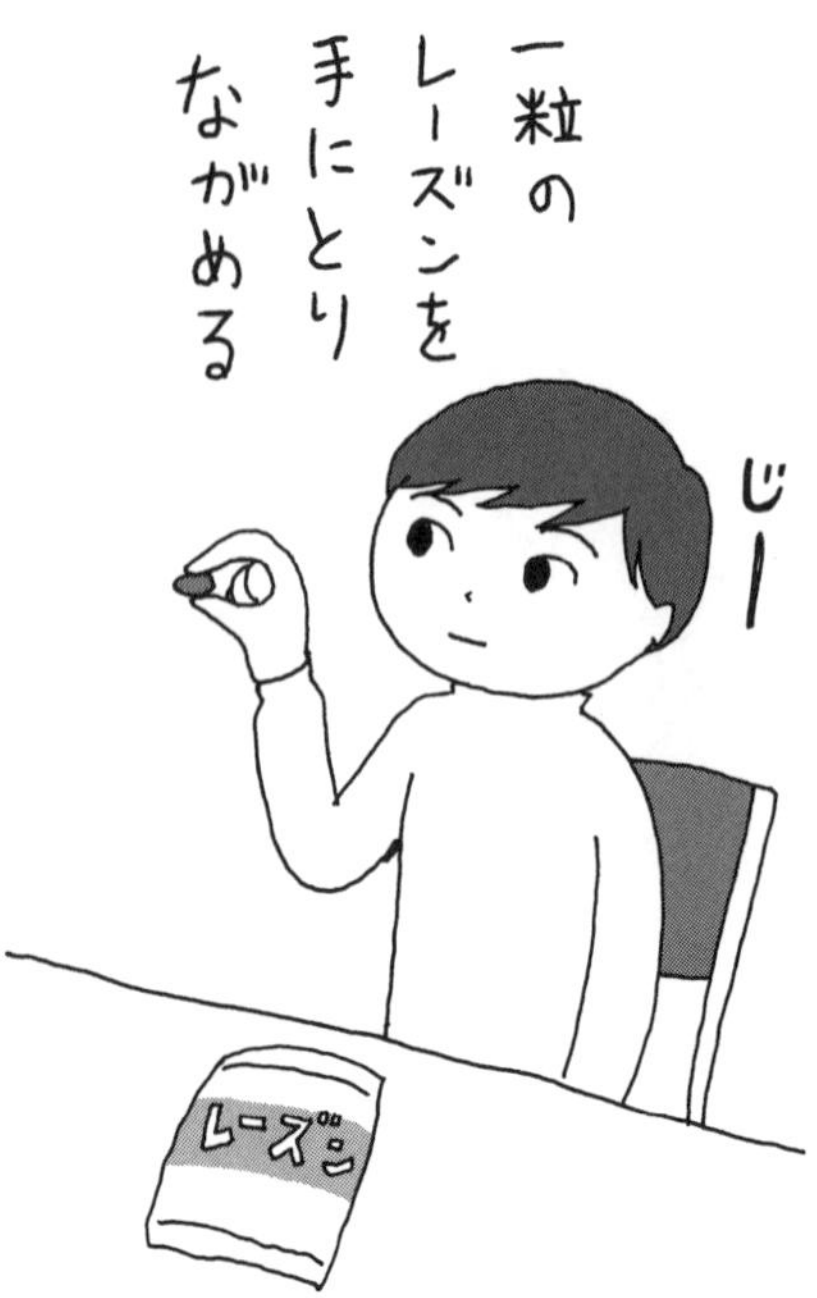
一粒の
レーズンを
手にとり
ながめる
じー
レーズン

# work 5

## お風呂のマインドフルネス

日々使うお風呂やシャワーもマインドフルネスのワークに使えます。服を脱ぐときの身体の感覚、バスマットを踏んだ足の裏の感覚、入浴剤のにおい、お湯の温度、シャンプーやボディソープのにおい、それらを泡立てたときの感覚、髪を洗うときの感覚、シャワーの音、身体を洗う時のスポンジの感覚、身体そのものの感覚、バスタブに浸かったときのお湯の温度、バスタブに浸かったときに思わずもれるため息、お湯をちゃぷちゃぷするときの音や感覚、身体を拭くときのタオルの感触やにおい……などなど、様々な身体感覚が生じることでしょう。それらを丁寧に、一つひとつ感じ、味わい、受け止めます。

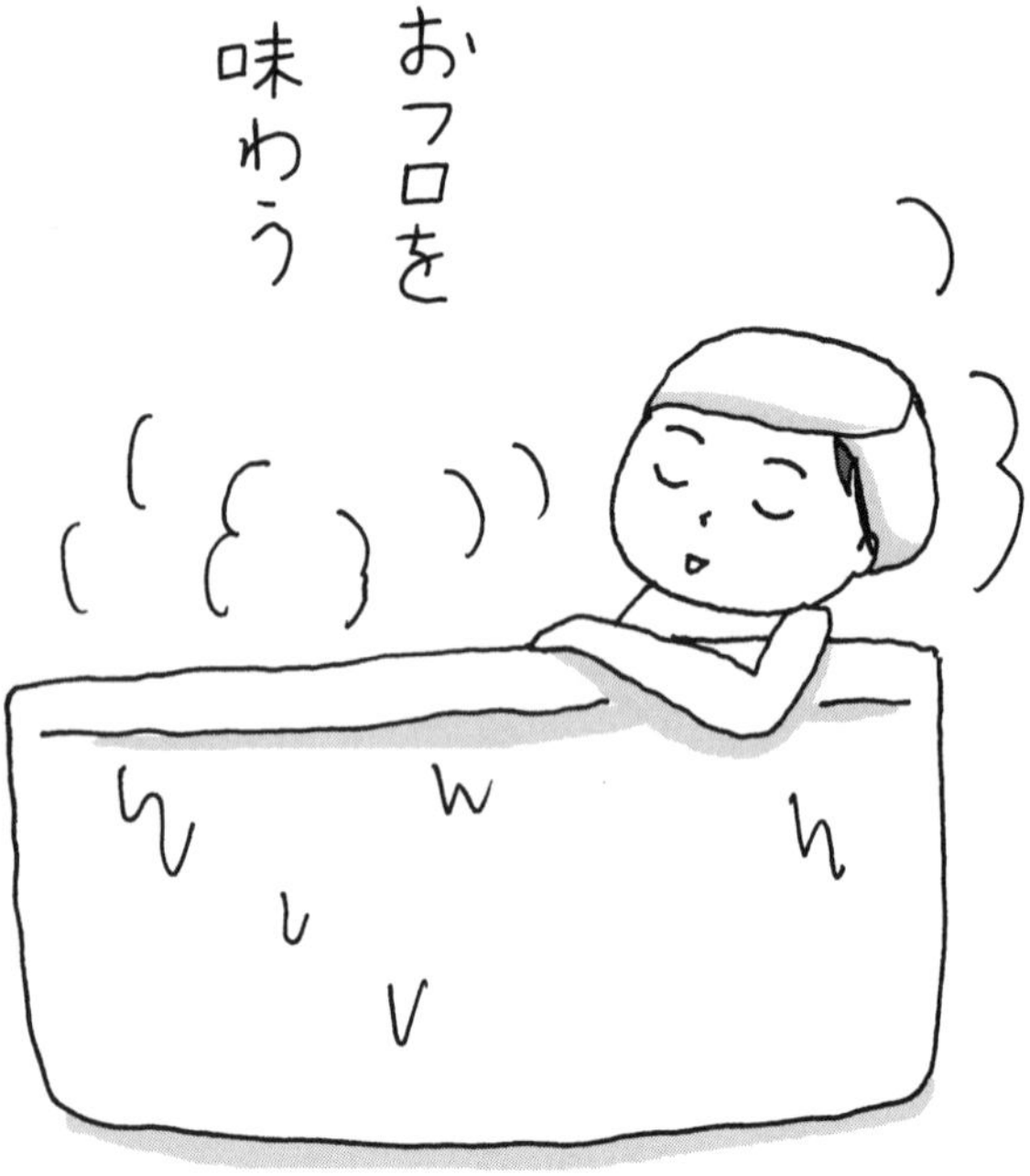
おフロを味わう

# work 6

# 歩くマインドフルネス

毎日私たちは歩きますね。家の中でも歩きますし、外出すれば必ず歩きます。車に乗る人でも、駐車してある車のところまでは歩くでしょう？　その「歩き」をマインドフルネスのワークで活用します。家の中、あるいは部屋の中を歩くときに、あえてものすごくゆっくりと歩いてみましょう。ゆっくりと歩きながら、足の裏の感覚、身体のどこに重心があるか、一歩踏み出したときの下半身の感覚、床を踏んだときの足の裏の感覚、重心がない方の足の不安定な感覚……など、なんでもかまいません。歩きながらすべての意識を「歩き」に向けるのです。

あるいは外出して道路を歩くとき、スーパーの中を歩くとき、駅のホームを歩くときなど、ご自分のペースで歩きながら、その「歩き」に意識を集中させます。

ふだん私たちは歩きながら考え事をしたり、スマホを見たり、誰かとおしゃべりしたりして、「歩き」に意識をほとんど向けていません。そこをあえて考え事などせずに（スマホなんてもってのほか！）、歩くことそのものだけに意識を向け続けましょう。このワークは階段を上ったり下りたりするときにも応用できます。「階段のマインドフルネス」ですね。

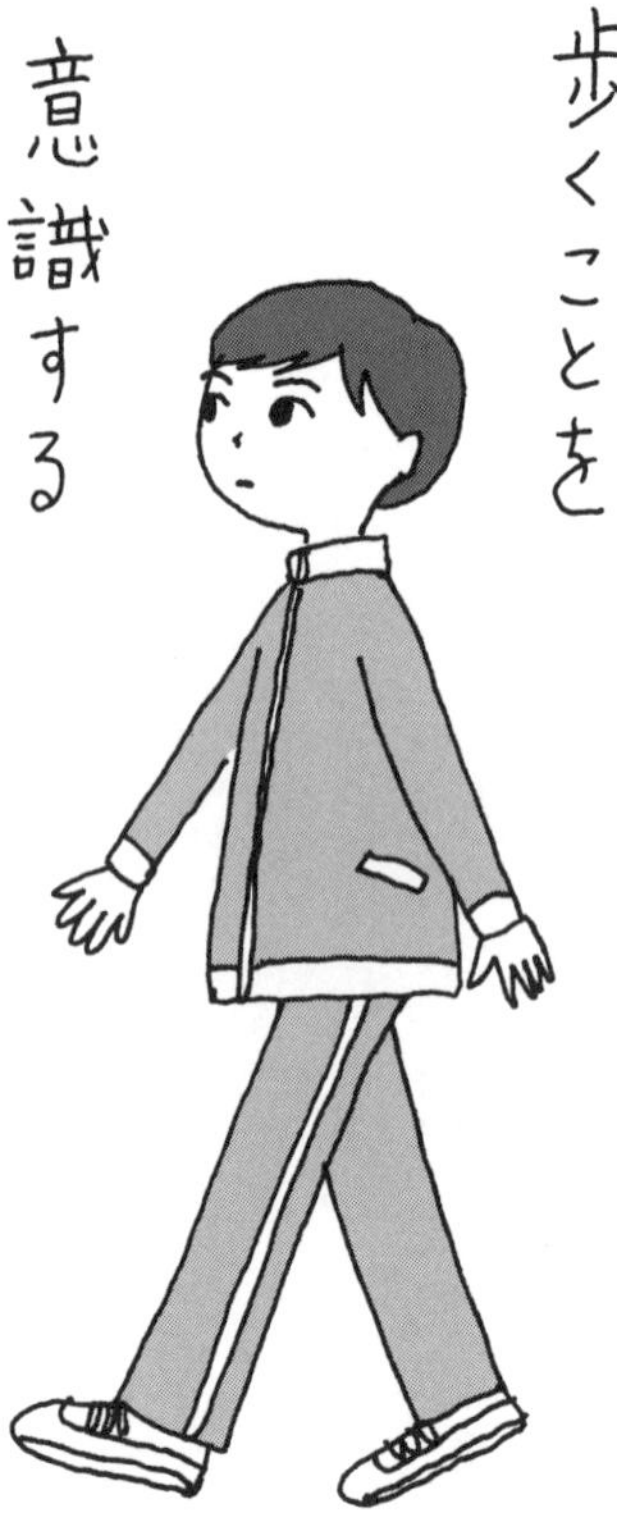

work 7

# 耳を澄ませて入ってくる音や声を聴くマインドフルネス

耳で聞くこと（聴覚）を使ったマインドフルネスのワークもできますね。実は私たちの周りには様々な「音」が満ちていて、耳を澄ますと、それらの音がどっと耳に入ってきます。エアコンの音。加湿器の音。人の話し声。冷蔵庫の音。蛇口をひねって水が流れる音。テレビの音。スマホの音。キーボードを打つ音。風が吹く音。室外機の音。洗濯物がはためく音。隣の家から聞こえる話し声。上の階の人が歩く音。車の音。電車の音。踏切の音。救急車が走る音。パトカーのサイレン。コンビニから聞こえるBGM。テニスコートから聞こえる球を打つ音。中学生が野球の練習をしている声や音。人の話し声。赤ちゃんが泣く声。駅のアナウンス。鳥や虫の声。自分や他人の靴音。……耳を澄ませて聴覚に集中し、聞こえてくる様々な音に気づきを向け続けましょう。

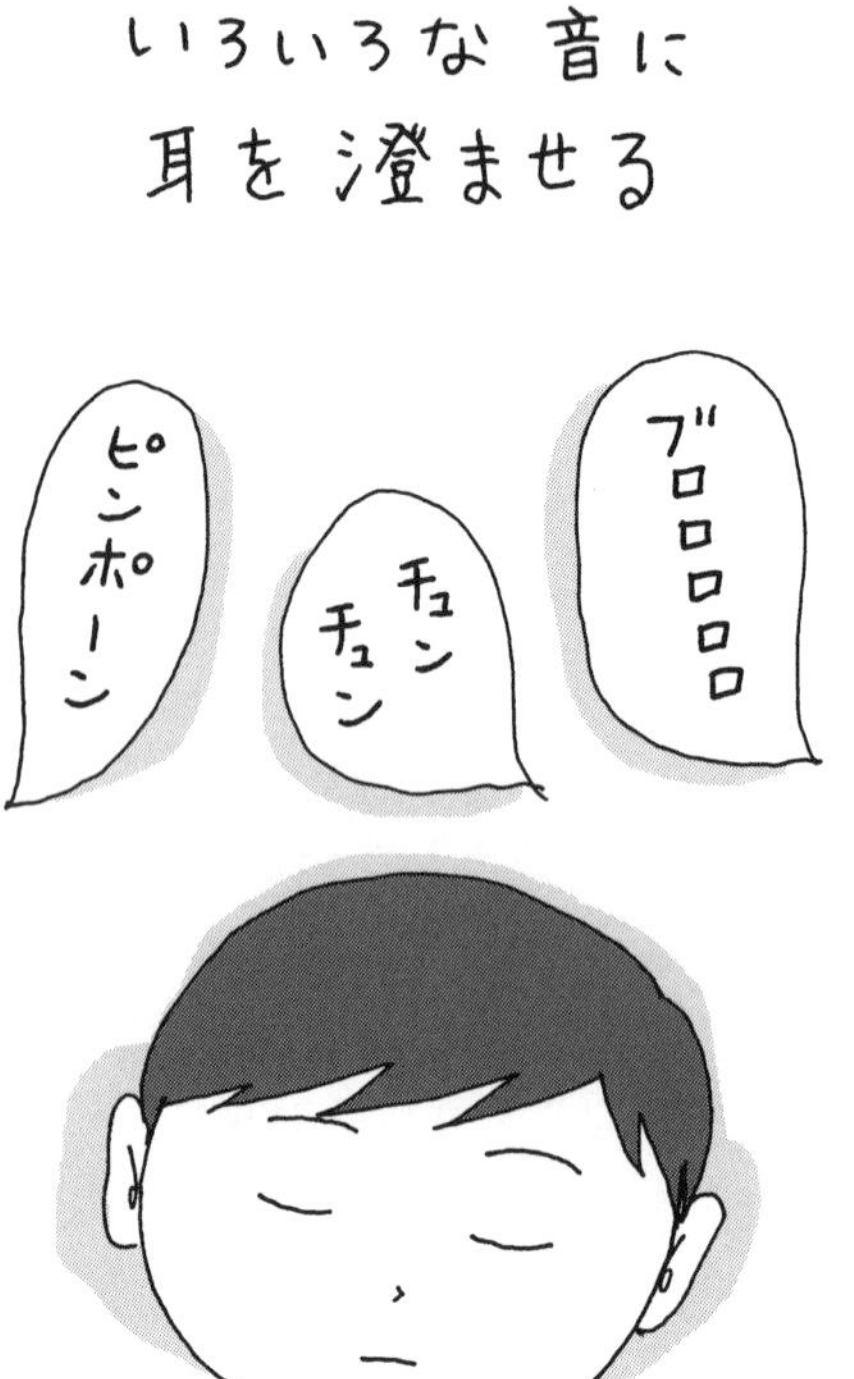

## work 8
# ボディスキャン、あるいは身体をなでたりさすったりするマインドフルネス

ボディスキャンはできれば身体を横にして（ベッドとかふとんとかソファとか床に横たわって）行うとよいでしょう。病院でＣＴスキャンという検査を受けたことがある人はお分かりかと思いますが、ボディスキャンのワークでは、身体を「輪切り」にするイメージで、頭のてっぺんから足のさきまで、身体を細かく輪切りにして、その輪切りにした箇所の身体の感覚に気づきを向け、それがどんな感覚であれ（例：重たい、なんか痛い、とても痛い、すっきりしている、かゆみを感じる、くすぐったい）、その感覚をそのまま感じ、受け止めます。

夜寝るときに行ってもいいですし、朝目が覚めたときに5分ほどやってみるのもなかなかいいですよ。ボディスキャンではなく、身体のあちこちを両手を使っ

てなでたりさすったりする、というワークでもいいです。なでたりさすったりしながら、その手のひらの感触を味わったり、なでられたりさすられたりする身体の箇所の感覚を味わったりするのです。

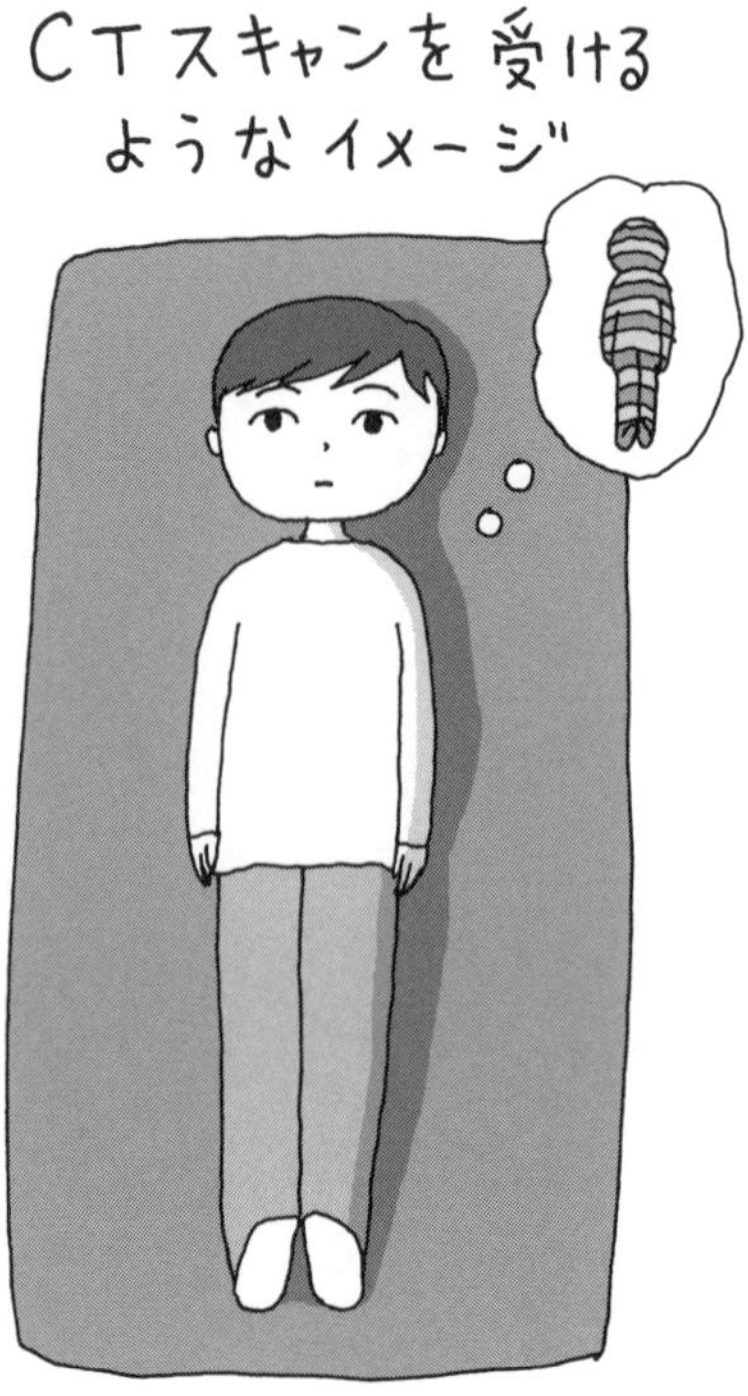

work 9

# 香りや匂いのマインドフルネス（嗅覚を使ったマインドフルネス）

あなたの好きな香りや匂いはなんですか？　嗅覚（においをかぐ）を使ったマインドフルネスのワークでは、まず、ご自分の好きな香りや匂いを鼻からしっかりと吸い込んで感じることから始めましょう。花。果物。アロマ。洗剤。石けん。シャンプー。入浴剤。コーヒー。お茶。紅茶。ワイン。ジュース。食材。調理中の食べ物や香辛料。調理された食べ物。スイーツ。チョコレート。ペットのにおい。子どもの髪の毛のにおい。パン屋さん。なんでも構いません。「ああ、いいにおいだなあ」と思いながら、その香りや匂いをそのまま感じます。

慣れてきたら、今度は「あまり好きじゃない香りや匂い」も思い切って吸い込み、味わってみましょう。マインドフルネスは元来、「好き嫌い」「良し悪し」といった判断をせずに、様々な刺激に平等に気づきを向けるというものです。だからこそ、香りや匂いに対しても、「好き嫌い」で判断せず、あまり得意ではない、あるいはあまり好きではない香りや匂いにあえて自分をオープンにしていく、ということが重要なのです。ぜひチャレンジしてみてください。私はこのワークのおかげで、くさや（知ってます？ すごいにおいのする魚の干物です）のにおいをマインドフルに嗅げるようになりました！

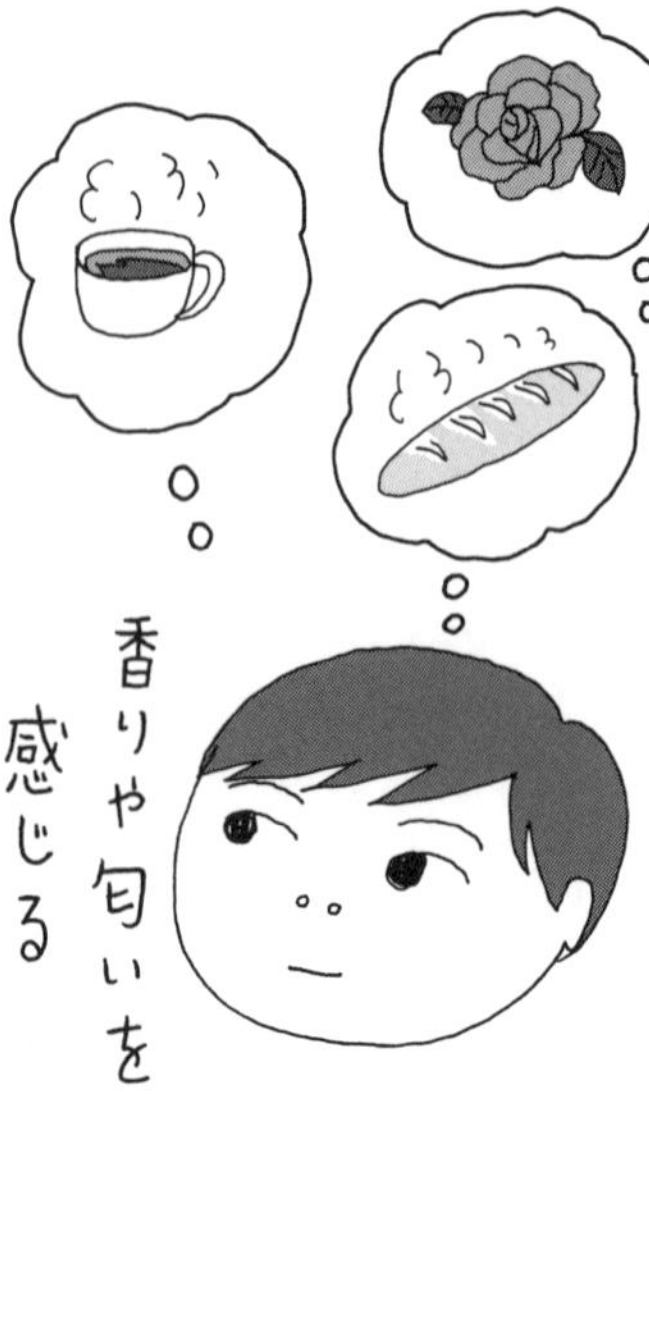

work 10

# ストレス反応としての「身体反応」や「行動」に気づきを向け、そのまま受け止めるマインドフルネス

ここまで身体反応（五感）や行動に対するマインドフルネスのワークを練習したあなたであれば、ストレス反応としての身体反応や行動についても、それらに気づきを向け、評価や判断をすることなく受け止めることができるようになっているはずです。「ああ、胸がドキドキしてきたなあ」とか「ああ、今、大きな声を出してしまったな」などと、そのまま受け止めるのです。これができるようになると、身体の痛みさえも、マインドフルネスのワークの対象となります。私はこのおかげで、頭痛がするとすぐに飲んでいた痛み止めの薬を大幅に減らすことができました。あ、もちろんすぐに手当てが必要な急性の身体の痛みは、マイン

ドフルネスどころではなく、すぐに対処してくださいね。

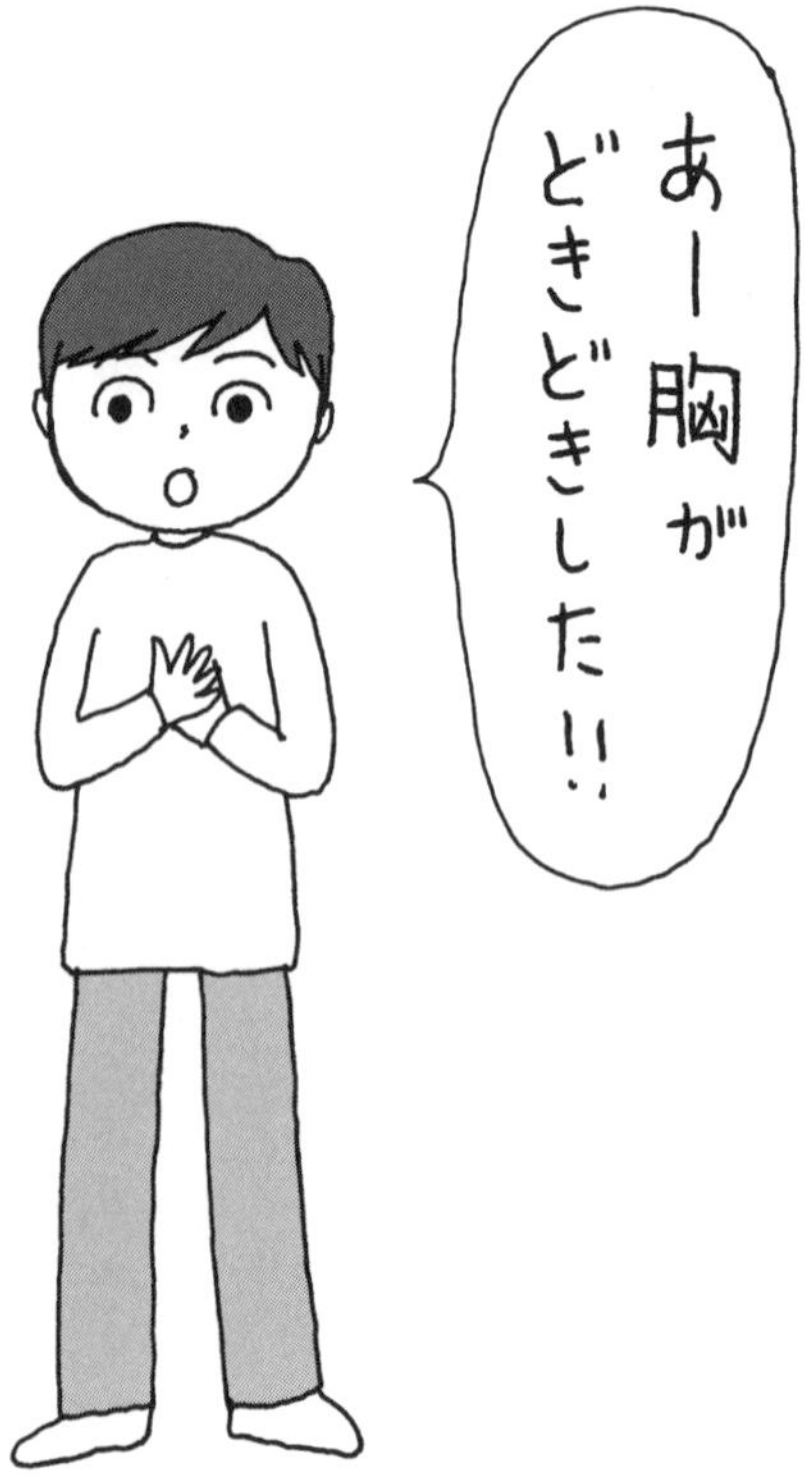

第5章

# マインドフルネスを実践する
## ——身体、行動、五感を使って——

ここまで、行動や身体反応（五感）を使ったマインドフルネスのワークを10種類紹介しました。10種類を全部実践するのは大変ですから、できれば1つか2つ、まずは選んで日々実践してみてください。それが習慣になったら、さらに追加していきましょう。マインドフルネスのワークが日々の習慣になると、不思議なことに、毎日の生活がとても豊かになる感じがします。1つの呼吸を大切にできるようになります。道を歩くだけで五感が生き生きと働き、「ああ、今日も私は生きているなあ」と思えるようになります。日々の家事でさえ、新鮮に感じられるようになります。

どのワークをやる？

いつ、どこでやってみる？

# 第6章

# マインドフルネスを実践する

（思考、イメージ、感情に気づいて手放す）

## 解説

第5章では認知行動療法の基本モデルのうち、私たちの反応における「身体反応」と「行動」に焦点を当てたマインドフルネスのワークを紹介しましたが、この第6章では、「認知（自動思考やイメージ）」や「気分・感情」に焦点を当てた10のワークを紹介していきます。

私たちの頭には日々、様々な自動思考やイメージが浮かんでは消え、浮かんでは消えています。あるいは同じ自動思考やイメージが繰り返し出てきて、それらが「ぐるぐる」し、それに持っていかれてしまうときもあるでしょう。いわゆる「反すう」とか「ぐるぐる思考」と言われる現象です。またその時々に生じる気分・感情も様々なものがあって、ときには「楽しい」「くつろいだ」「のんびりした」などといったポジティ

第6章

# マインドフルネスを実践する
## ――思考、イメージ、感情に気づいて手放す――

ブなものもあれば、ときには「怒り」「不安」「イライラ」「落ち込み」といったネガティブなものもあります。普段、私たちはそのような自動思考や気分・感情に乗っかって生きています。その時々に生じる自動思考や気分・感情を疑うことなく、素直にそれらに巻き込まれて生きています。

しかしここで行うマインドフルネスのワークでは、それらの思考やイメージ、感情にあえてちょっとだけ距離を置き、眺めることにします。自然と浮かぶ考えや感情に「良し悪し」の判断をせず、いわゆるネガティブな思考や感情についても「ネガティブだからだめ」などとダメ出しすることをせずに、ただ単に「～と思ったな」「～と感じるな」とありのままに気づきを向け、受け止めていくのです。一方で、どんな思考も感情も永遠に続くことはありません。いつかどこかで消えて、なくなっていきます。出てきたものは受け止め、出て行くものは出て行くにまかせる。執着せずに、自分の思考や感情に気づきを向け、消えるにまかせて手放していくのです。

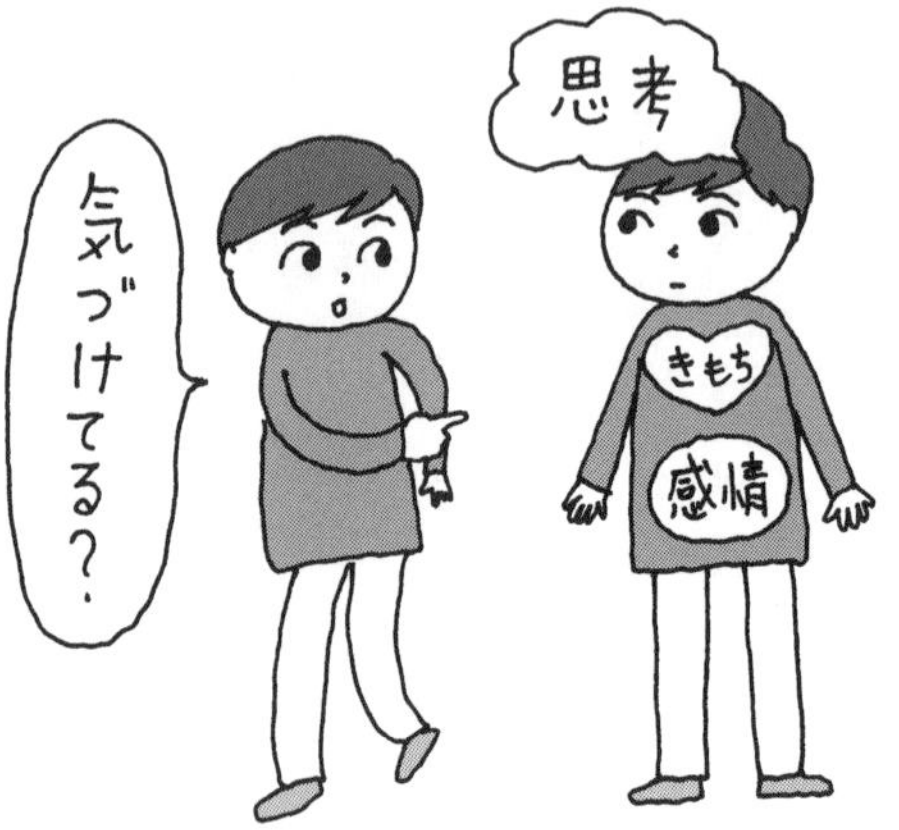


ちなみに10のワークのうち、どれにトライしても、特に最初の段階では、「これでいいのだろうか」「私はちゃんとできているかしら」「これをやって何の役に立つんだろうか」など、ワークそのものについての疑問が出ることが多くあります。これらも自動思考ですね。なのでこれらの自動思考が出てきても、それに巻き込まれて考え込んでいくのではなく、ひとつの自動思考として受け止め、各ワークのやり方に沿って、その自動思考を「処理」しましょう。

またこれらの10のワークは、行動を使ったマインドフルネスとは異なり、頭や心を使った「内面」のマインドフルネスとなるので、さらに集中を要します。集中してそのワークですべきことをし続ける必要があるのですが、一方で私たちは「すぐに気がそれる」という特徴を持っています。そう、そんなに簡単に集中し続けることなどできないのです。重要なのは「あ、集中が途切れた」「別のことに気持ちが行っちゃった」というふうに、「気がそれた」ことに気がつき、本来のワークに意識を戻す、ということです。「気がそれる」→「気がそれたことに気がつく」→「本来のワークに意識を戻す」ということを繰り返すうちに、ワークに集中し続けられる時間が必ず伸びてきますので、ここは根気よく、でも気軽に取り組んでみましょう。

work 1

# 「〜と思った」と、自動思考に気づきを向ける

全ての自動思考に、いちいち「〜と思った」という言葉をくっつけていくワークです。「やってらんないな〜……と思った」「あの人だいっきらい！……と思った」「生きていくのってしんどいな〜……と思った」「今日のランチ、何を食べようかなあ……と思った」「田中君のこと、大好き！……と思った」というように、自動思考が頭をよぎるたびに、いちいち「と思った」をつけていくのです。

「と思った」をつけることによって、思考は事実や真実ではなく、思考（頭の中の考え）にすぎない、ということを確認することができます。そして、いちいち「と思った」を差し挟むことで、思考がぐるぐる連なっていくのを阻止することができます。頭をよぎるのが言葉による思考ではなく、何らかのイメージ（画像

や音声）の場合は、「と思った」ではなく、「というイメージが見えた」「というイメージが聞こえた」というようにしてみましょう。

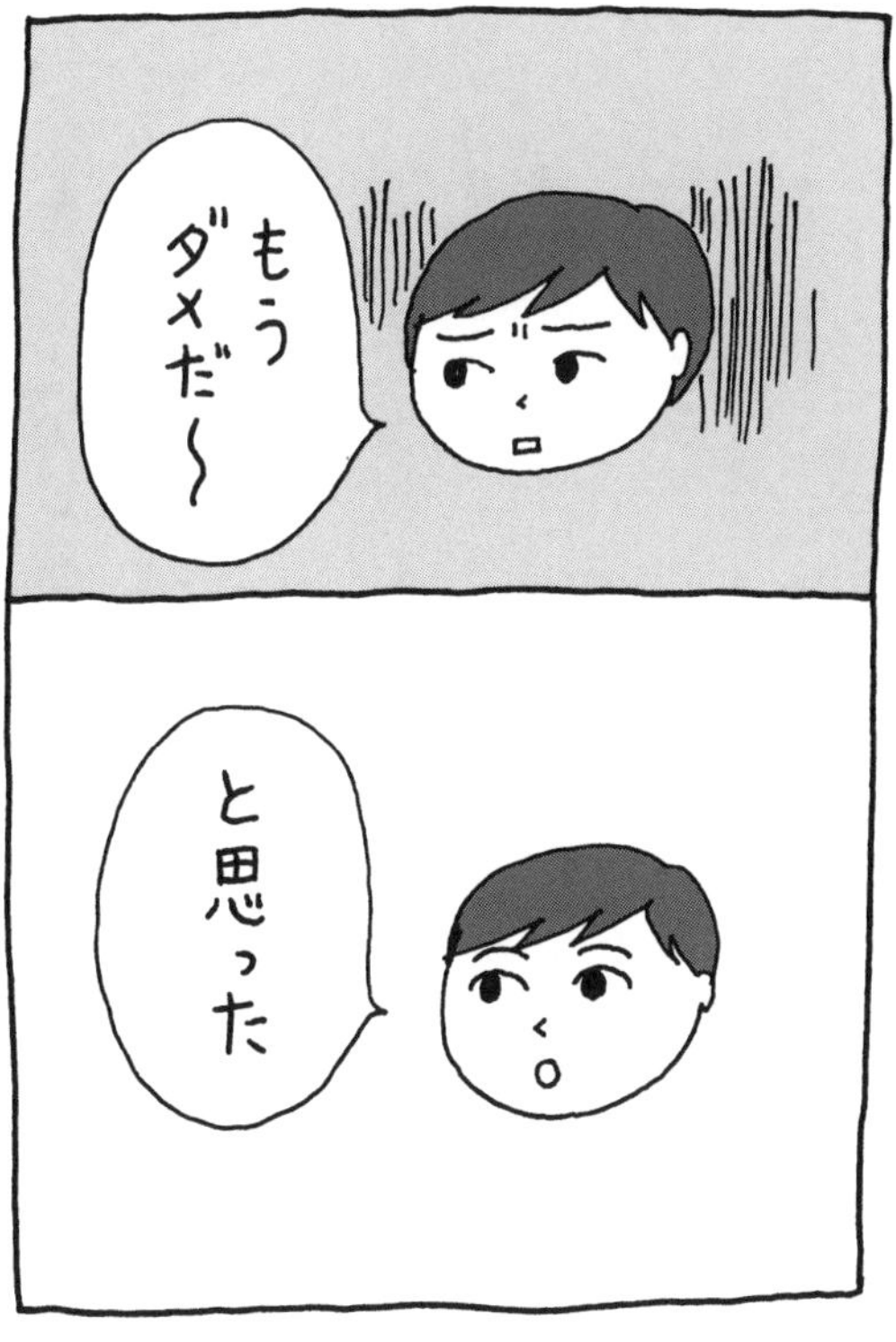

work 2

# 「〜を（と）感じる」と、気分・感情に気づきを向ける

全ての気分・感情に、いちいち「〜を（と）感じる」という言葉をくっつけていくワークです。自動思考の場合は「〜と思った」と過去形にしましたが、気分・感情についてはなぜか現在形の「〜を感じる」「〜と感じる」のほうがしっくりくるので、ぜひ現在形で。

「怒り……を感じる」「不安……を感じる」「イライラ……を感じる」「楽しい……と感じる」「うれしい……と感じる」「ウキウキ……を感じる」「さびしい……と感じる」「心配……を感じる」「落ち込み……を感じる」などなど。

気分・感情はその程度が大きければ大きいほど、私たちはそれに圧倒されてしまいがちです。そこで一つひとつの気分・感情に丁寧に名前をつけて、ネガティ

ブな感情をも否定することなく、「〜を（と）感じる」を差し挟みながら、大事に扱いましょう。

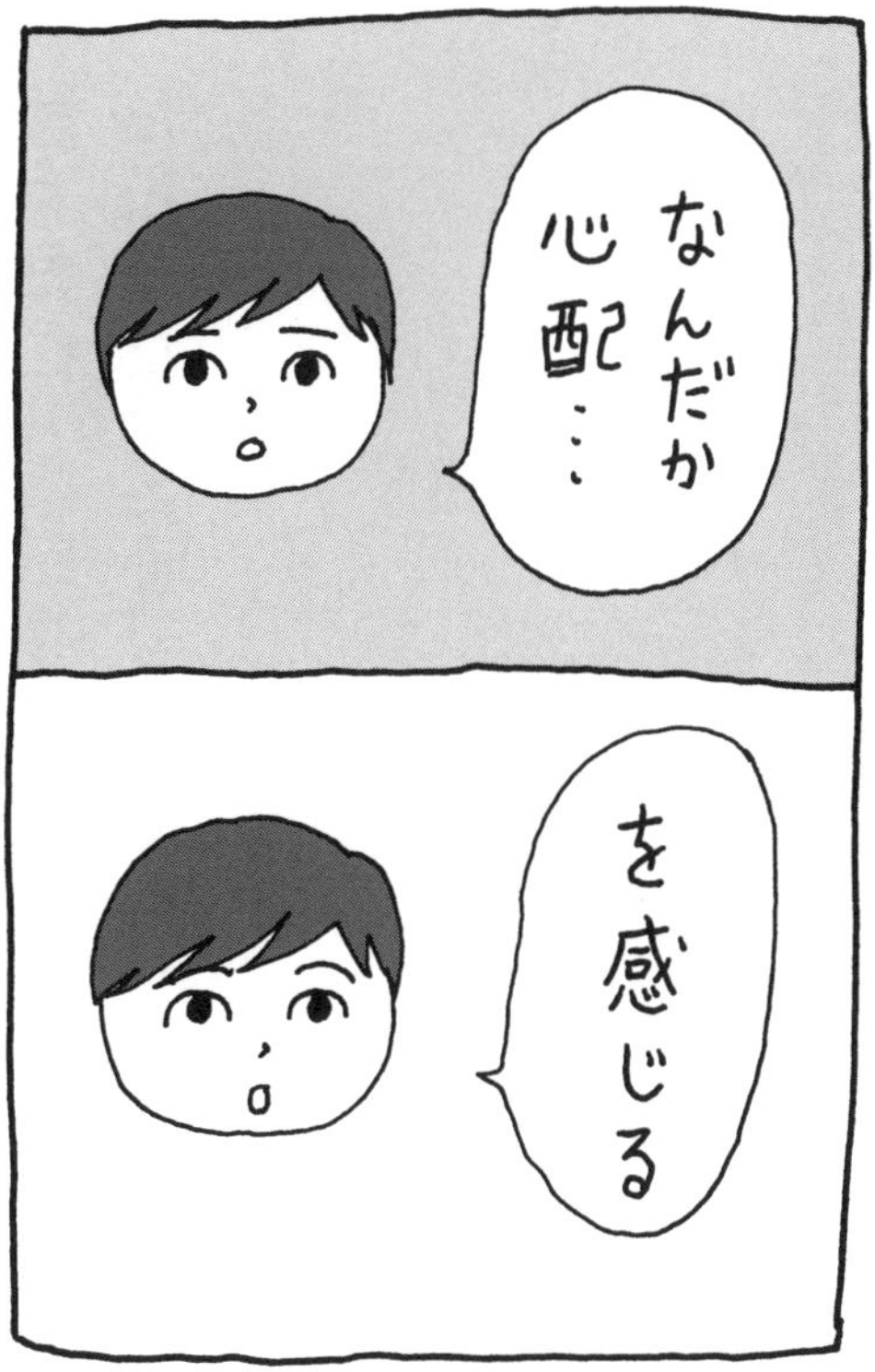

work

# 3

## 思ったこと、感じたことを、ただひたすら書きまくる（あるいはツイッターでつぶやきまくる）

頭の中で「～と思った」「～を（と）感じる」と言葉にするだけでなく、それらを書き出す、すなわち外在化しまくる、というのも、とても有効なマインドフルネスのワークです。メモ紙やコピー用紙の裏紙を使ってもいいですし、それ用のノートを一冊用意してもいいでしょう。スマホやPCを使ってもいいですね。スマホのメモ機能を使ってそこにひたすら書き出してもいいですし、ツイッターの鍵付きのアカウントを1つ用意して、そこにつぶやきまくるのもいいです（実際、私はそうしています）。

第6章

マインドフルネスを実践する

――思考、イメージ、感情に気づいて手放す――

ひたすら書きまくる

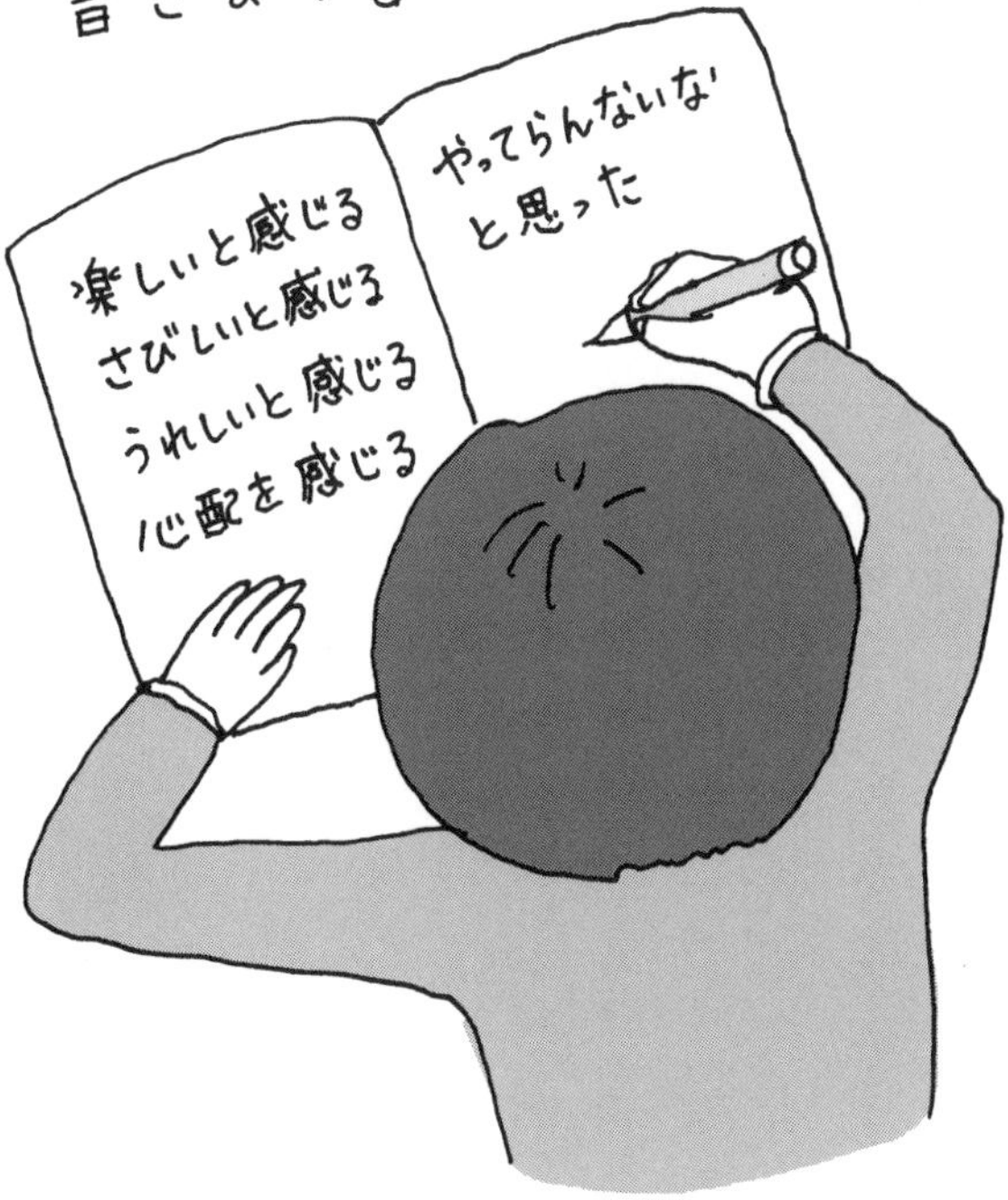

work

# 4

# 川を流れる葉っぱのワーク

これはとても有名な自動思考に対するマインドフルネスのワークです。まずは次のようなイメージを思い浮かべましょう。【イメージ】目の前にゆったりとした流れの川があります。あなたは河原に座って、その川の流れをただ眺めています。その流れに沿って、葉っぱが一枚、また一枚、さらにまた一枚……と流れていきます。

その【川を流れる葉っぱのイメージ】を頭の中でキープしながら、少しだけ意識を自分の自動思考に向けます。そしてその都度生じる自動思考をキャッチして、それを葉っぱに乗せるイメージをします。自動思考を乗せた葉っぱは、川の流れに沿って、そのうち視界から消えていきます。あなたがするべきことは、【川を流れる葉っぱのイメージ】を頭の中でキープしながら、次々に浮かぶ自動思考（イメージも含む）をキャッチして、葉っぱに乗せ続けることだけです。川の流れは止まることがありません。あなたが自動思考を乗せた葉っぱをせっせと流し続けてくれます。ではやってみましょう！　目を閉じたほうがやりやすいかもしれません。

「今日、何を食べようかなあ」↓【葉っぱに乗っける】↓「明日は雨なんだって。いやだなあ」↓【葉っぱに乗っける】↓好きな人の顔のイメージが浮かぶ↓【葉っぱに乗っける】↓嫌いな同僚の顔のイメージ↓【葉っぱに乗っける】↓「なんであいつの顔なんか思い浮かんだのだろうか？　あー、嫌だ嫌だ！」↓【葉っぱに乗っける】↓「葉っぱのワークってなんか退屈だなあ」↓【葉っぱに乗っける】↓「あ、やばい、眠くなってきた」↓【葉っぱに乗っける】……以下省略。

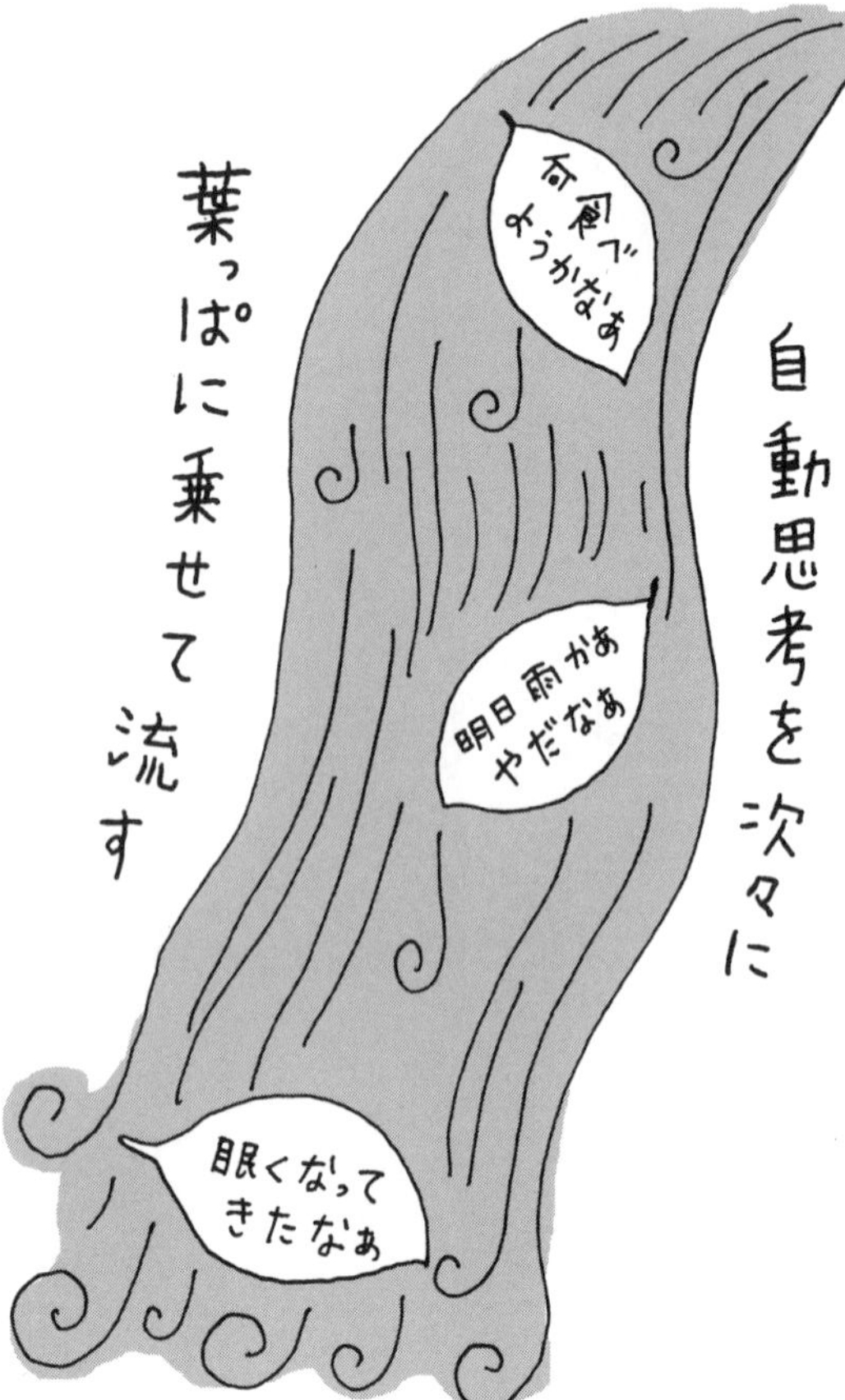

自動思考を次々に
葉っぱに乗せて流す
今食べようかなぁ
明日雨かぁ やだなぁ
眠くなって きたなぁ

work 5

# タンポポの綿毛をそっと吹くワーク（あるいはシャボン玉のワーク）

頭に次々と浮かぶ自動思考や心に次々と生じる気分・感情。それらをあえて言語化せずに、「タンポポの綿毛」に見立てて、優しくそっと息を吹きかけて、吹き飛ばしてしまいましょう。様々な自動思考も気分・感情もすべて綿毛になって宙を飛んでいき、そのうちどこかに消えてしまいます。

あるいはシャボン玉を吹くイメージでもいいでしょう。シャボン玉をふーっと吹くイメージで、様々な自動思考や気分・感情を宙に飛ばしてしまうのです。大小様々なシャボン玉となった自動思考や気分・感情は、きらきらと宙を舞いながら、そのうち消えてなくなってしまいますね。

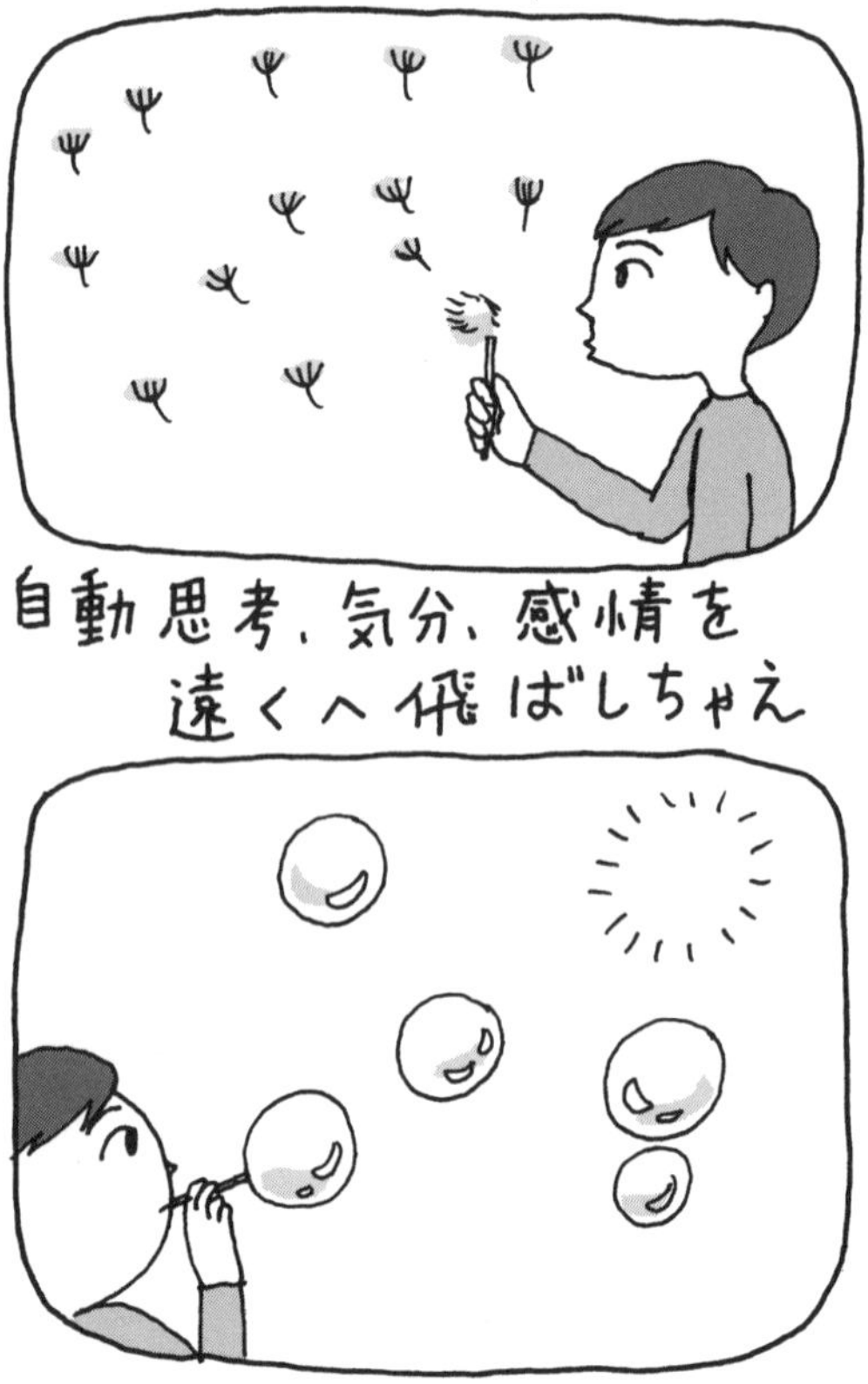
自動思考、気分、感情を
遠くへ飛ばしちゃえ

# work 6 感情を小さな子どもに見立てるワーク

時に強烈な感情に襲われてパニックになりそうになったり、絶叫したくなったりすることがあるかもしれません。そういうときの感情って、天から襲ってくるイメージだったり、体内で爆発するイメージだったりするでしょう。

感情を「襲ってくるもの」「爆発するもの」としてイメージすると、それはとても怖い感じがしますよね。しかし感情は実はそんなに怖いものではありません。それどころか感情は、自分の心の状態を教えてくれるとても大事な現象なのです。ですから感情を「襲ってくるもの」「爆発するもの」という大きなイメージでとらえずに、「自分の中にいる（お腹のあたりをイメージするといいでしょう）小さな子どもたち」ととらえ、どんな気分や感情が出てきても、「あ、お腹の中の子ども（「●●ちゃん」「●●くん」と名づけてもよいでしょう）が嬉しそうに笑っているな」「あ、お腹の中の●●ちゃんが、ちょっと怒っているみたい。どうしたんだろう？」「あ、お腹の中の●●くんが悲しそうな顔をしている。どうしたのかな？」「あ、お腹の中の●●ちゃんが、さびしそうにしている。大丈夫かな？」という感じで、お腹の中にいる子どもの様々な感情に気づきを向け、受け止めてあげるのです。

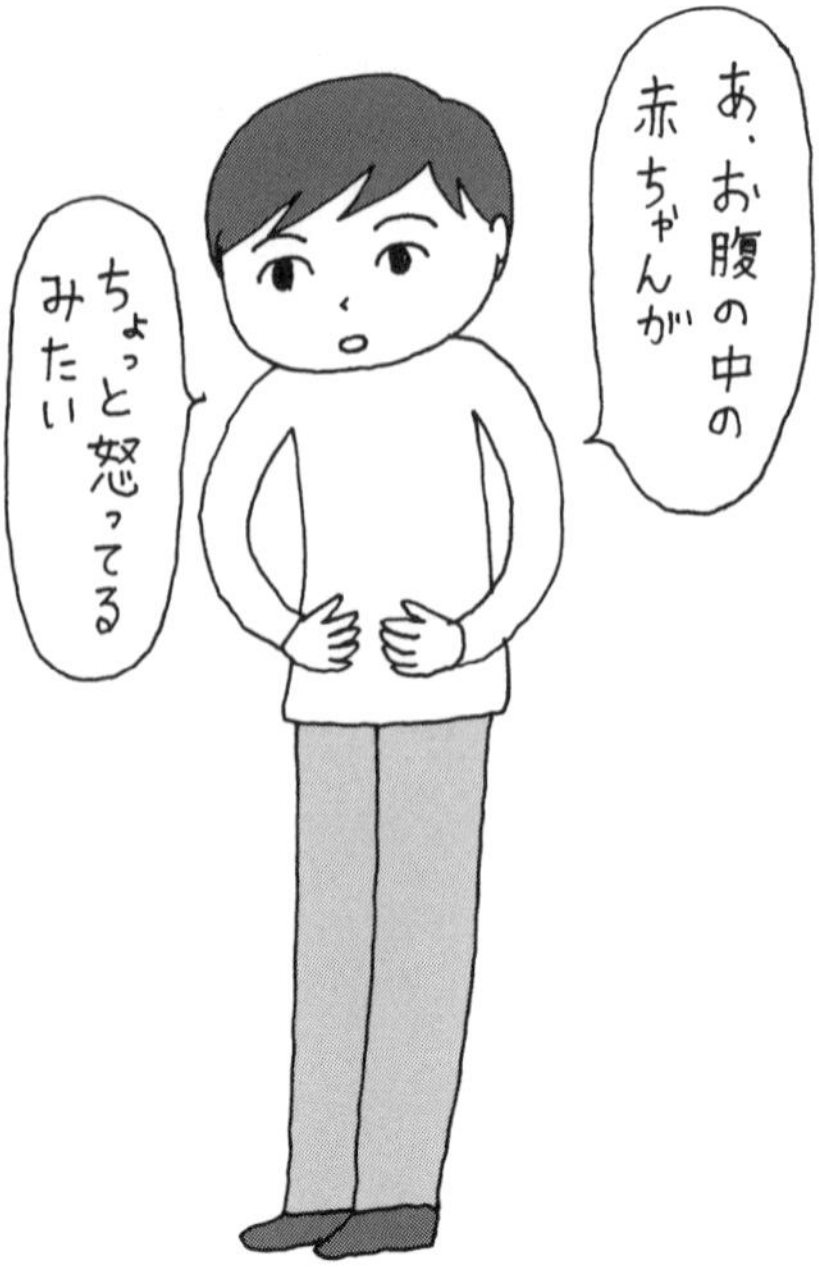
あ、お腹の中の赤ちゃんが
ちょっと怒ってるみたい

# work 7
# 壺に自動思考や気分・感情を流し込むワーク

大きな壺をイメージします。壺のイメージが難しい場合は、インターネットで「壺」と入力して検索すると、たくさんの壺の画像が出てきますので、気に入った画像をダウンロードしましょう。その壺を常にあなたの傍らに置いておきます。そして自動思考や気分・感情がワーッと生じたら、それらを壺にドボドボと注ぎ込むのです。

壺は何しろ大容量なので、どんなに注いでも注いでも、あなたの自動思考や気分・感情をしっかりと受け止めてくれます。もしイメージのなかで壺が満杯になってしまったら、壺の中身を海や川に流して、壺をカラにしましょう。

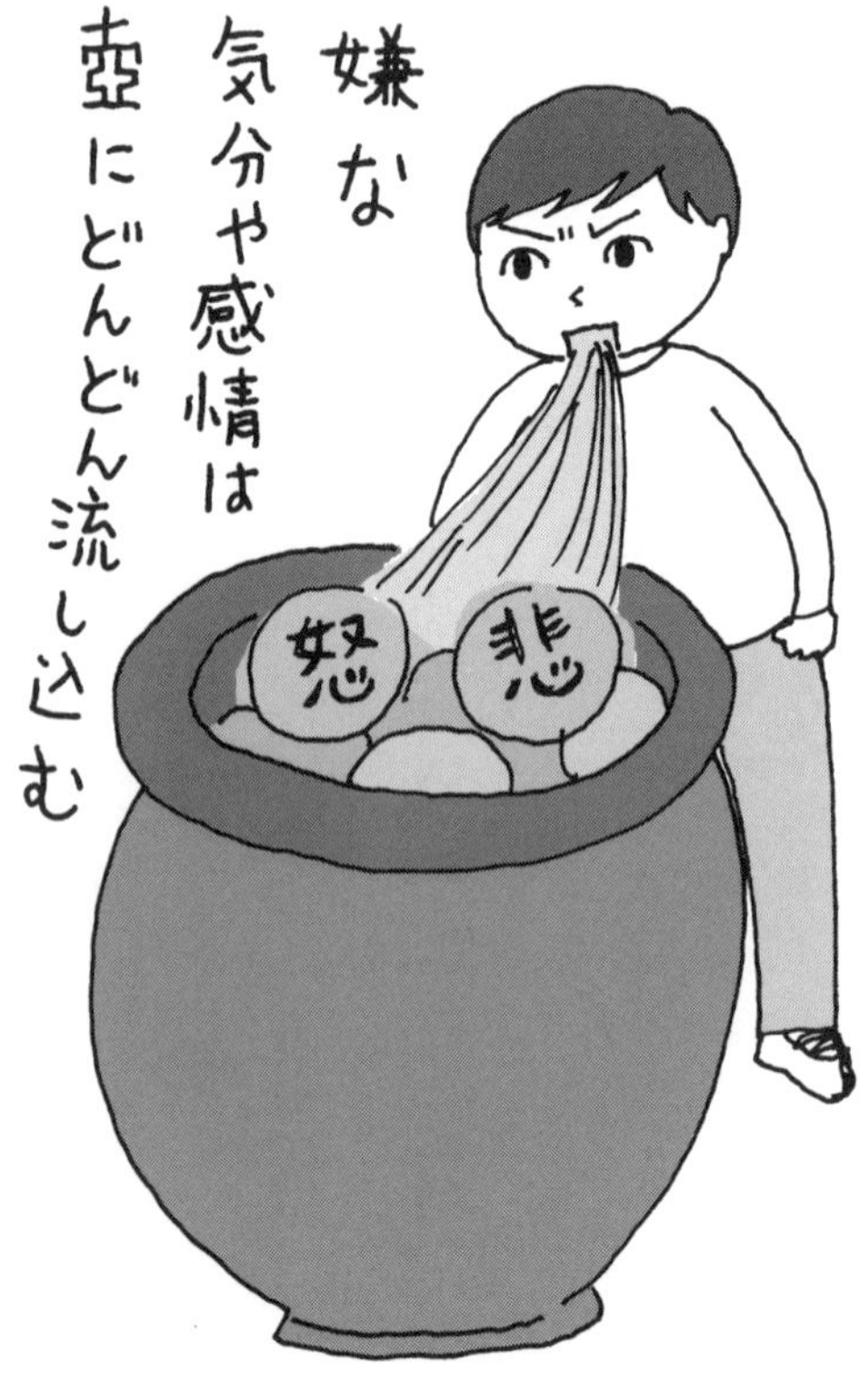
嫌な
気分や感情は
壺にどんどん流し込む
怒
悲

# work 8 うんこのワーク

自動思考や気分・感情を「うんこ」とみなし、トイレのレバーを押して（センサーに手をかざして）、トイレにジャーっと流してもらう、というイメージワークです。これは私自身かなり気に入っていて、特に大きなストレッサーに見舞われて、自動思考や気分・感情がとめどなく次々と生じるときには、葉っぱに乗っけるのでは間に合わないので、「ああ、巨大なうんこをしちゃったな」と受け止めて、それらの自動思考や気分・感情を、「トイレの中の巨大うんこ」としてイメージし、レバーを押します（センサーに手をかざします）。するとトイレが勢いよくうんこを流してくれるわけです。飛行機や新幹線のトイレが、勢いがよくていいですね。

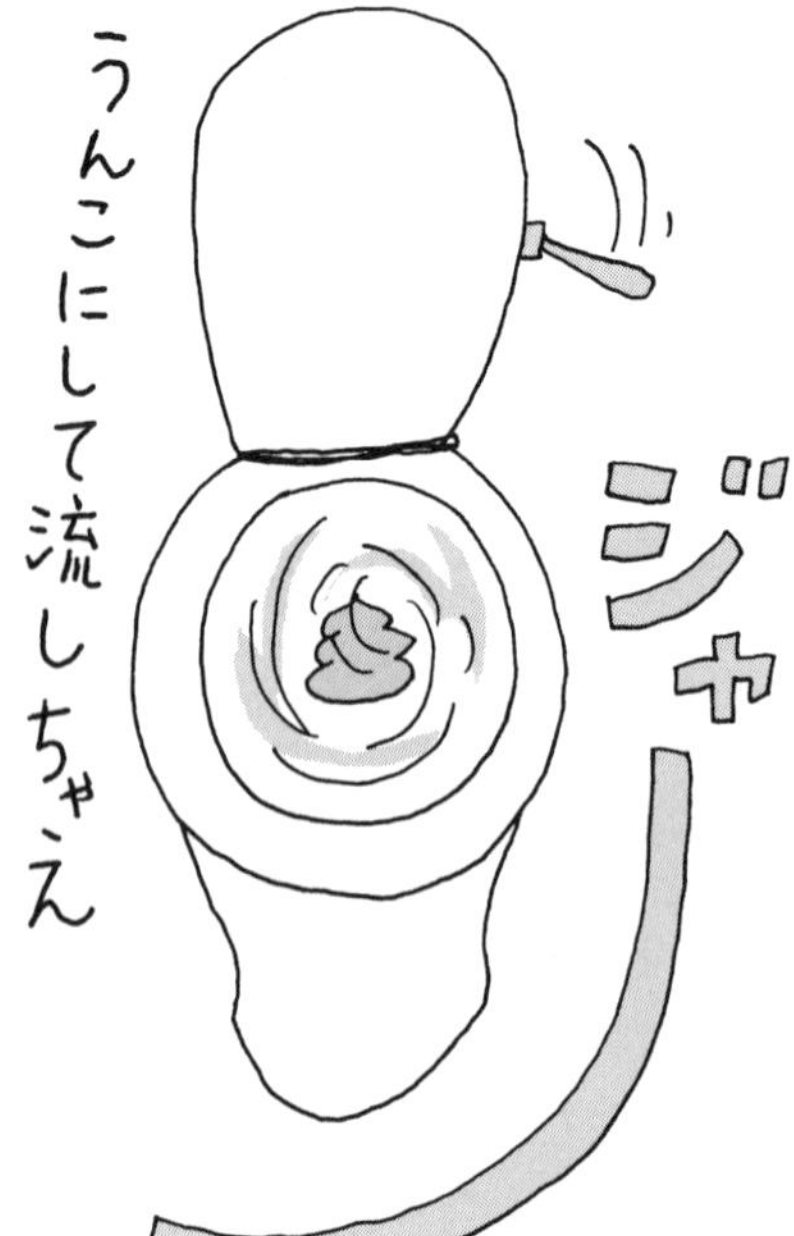
うんこにして流しちゃえ
ジャー

work 9

# 心を「海の大波・小波」に見立てて眺めるワーク

海を眺めるのが好きな人は（私は大好き。いつまでも眺めていられます）、自分の心を海に見立てて、様々な気分・感情を「波」として感じてみましょう。あるときは大波、あるときは小波、あるときは嵐のような大きなうねり、あるときはかすかなさざ波。いろんな波が立ちますね。でも全て海に生じる波なんです。大きな波も小さな波も立った後、必ず消えて、海に戻っていきます。そうやって自分の心を「海と波」として感じ続けるのです。

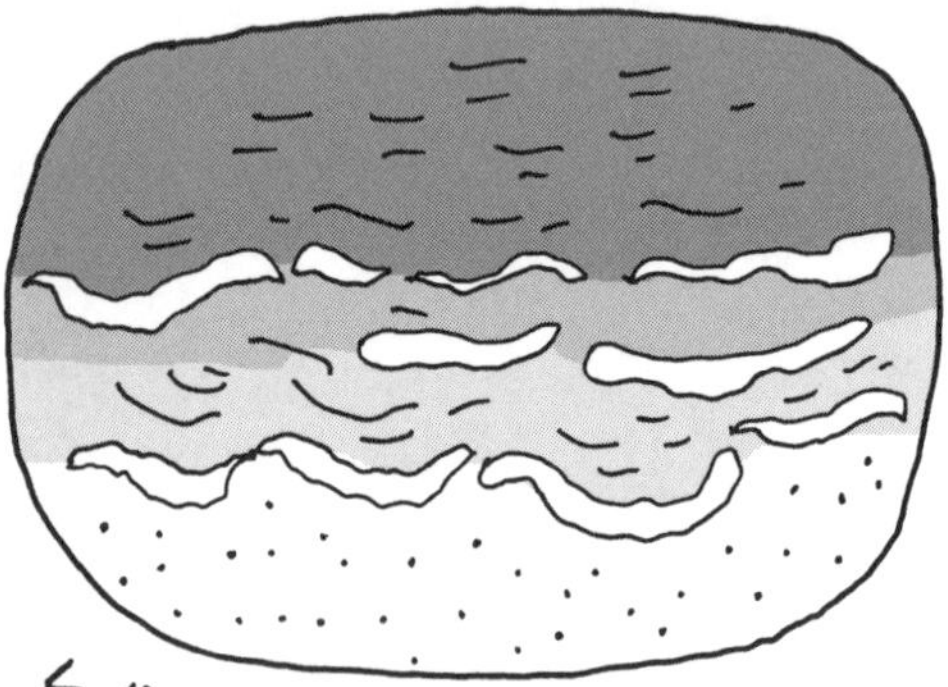

自分の心を海と波に見立てる

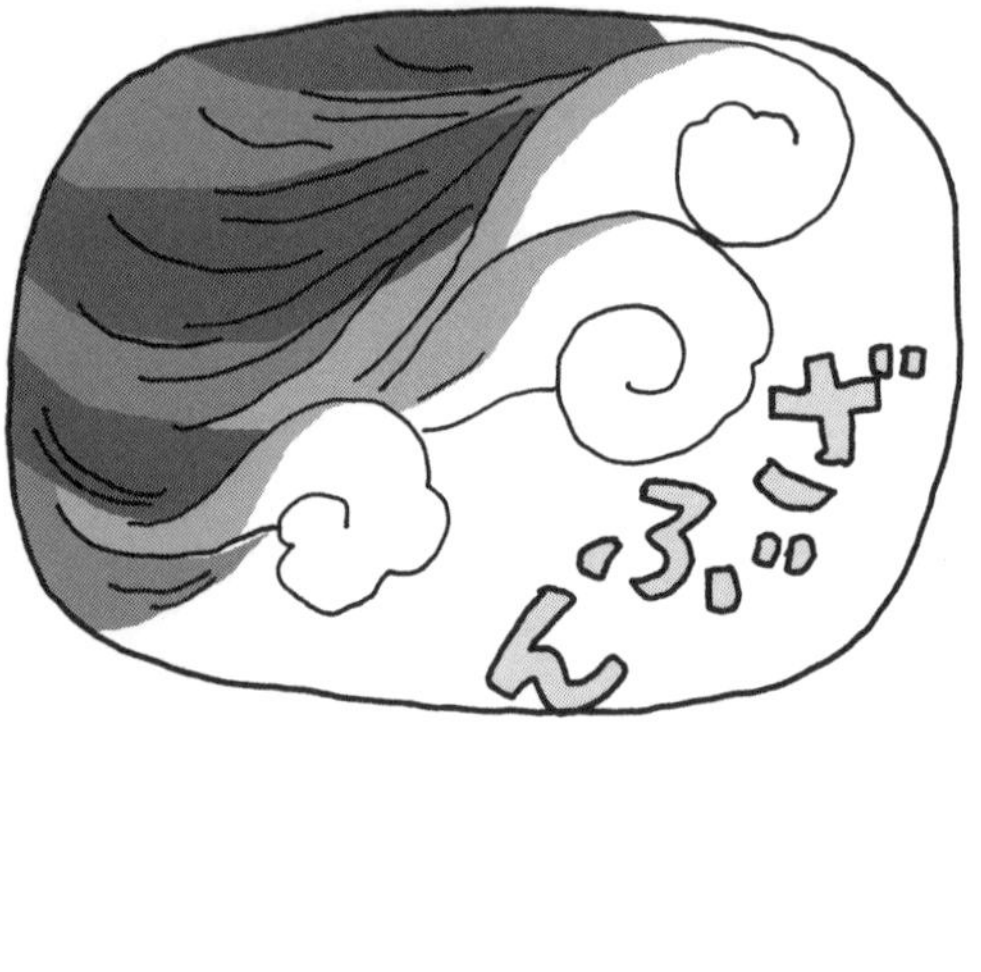

work 10

# ストレス反応としての「認知（自動思考）」や「気分・感情」に気づきを向け、そのまま受け止めるマインドフルネス

認知（自動思考）や気分・感情に対するマインドフルネスのワークをする最大の目標は、ストレス反応としての認知（自動思考）や気分・感情に気づきを向け、それらをそのまま受け止め、味わえるようになることです。ストレス反応としての認知（自動思考）や気分・感情は、その大体がいわゆる「ネガティブ」なものですが、それらのネガティブな思考や感情を「嫌だ」「考えたくない」「感じたくない」と否定することなく、「あー、ネガティブな思考が浮かんだなー。以上！（きっぱり）」「あー、ネガティブな感情が浮かんだなー。以上！（きっぱり）」と受け止め続けるのです。これには練習が必要ですが、続ければ、必ずこのような受け

止め方ができるようになります。頑張ってね！

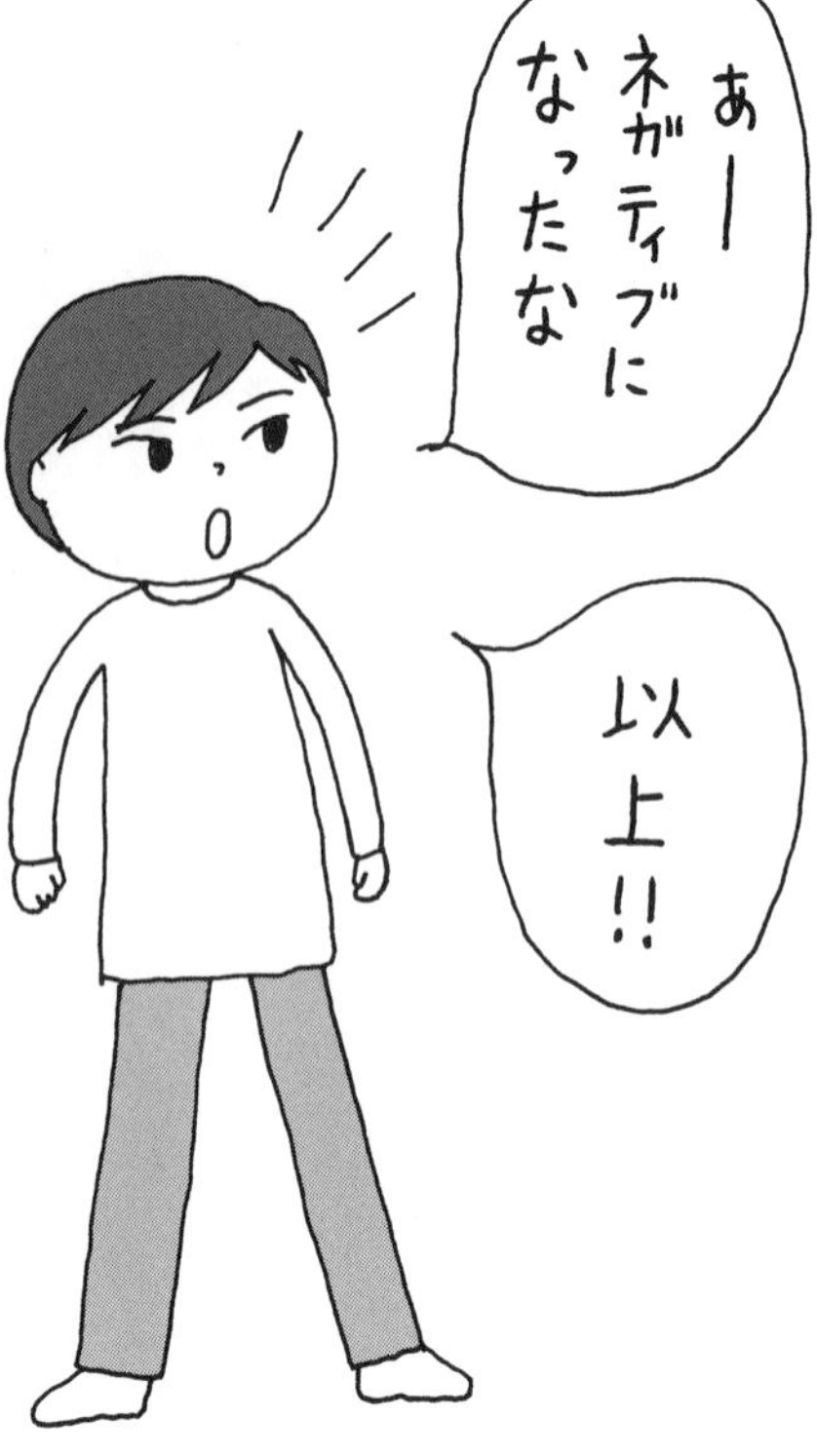

そういうわけで、認知行動療法の基本モデルの中でも、「認知（自動思考）」と「気分・感情」に焦点を当てた10のマインドフルネスのワークを紹介しました。こちらも1つか2つ選んでいただき、日々の生活の中でワークに取り組み続けてください。

前にも書きましたがマインドフルネスの効果は劇的なものではありません。日々、ワークを続ける中で、じわじわと効果を感じられるようになるような、とても地味なものです。だからこそ日々、続けることに大きな意味があります。どうか私を信じていただき、とにかく日々のワークを根気強く続けてくださいね。

どのワークをやる？

いつ、どこでやる？

# 第 7 章

## 小さなコーピングをたくさん見つけよう

## 解説

「コーピング」とは、ストレッサーやストレス反応に対して、自分を助けるために、何らかの対処をしたり工夫をしたりすることを言います。日々のストレスとうまく付き合うには、小さくてもいいから様々なコーピングをたくさん用意しておき、個々のストレッサーやストレス反応に合わせて、それらをチョイスして使ってみて、効果を検証することが重要です。

効果があれば「このストレッサーにはこのコーピングが役に立つんだな」ということがわかりますし、効果がなければ「このストレス反応にはこのコーピングはあまり役に立たないんだな」ということがわかって、「じゃあ、今度は別のコーピングを試してみよう」と、今後に役立てる

第 7 章

# 小さなコーピングをたくさん見つけよう

ことができます。この第7章では、小さくてもよいから、日々の生活で使えるコーピングをたくさんかき集めることを目的に、10のワークを紹介します。

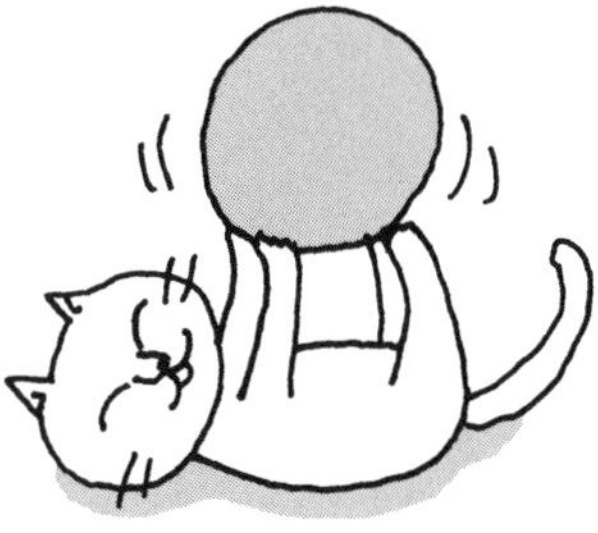

work 1

# 「とりあえず、落ち着く」（第1章）は立派なコーピング

とはいえ、実は、本書ではすでにたくさんのコーピングを紹介してきています。第1章（「とりあえず、落ち着く」）で紹介した以下の手法は全て、即効性のあるとても有効なコーピングです。心の苦しさがとても大きいときに、「とりあえず、落ち着く」ために以下のやり方を紹介しましたが、そこまで苦しくなくても、ストレッサーやストレス反応に襲われたときは、どれもあなたを助けてくれることでしょう。

【第1章で紹介した10のコーピング】自分の苦しさを認めて受け入れる／手を使って身体をなでたり、トントンしたりする／傷つけずに、身体に強めの刺激を

与える／下へ下へと身体の力を落とすグラウンディング／大きな布やストールや毛布にくるまれる／身体の一部にギューッと力をこめた後に、その力をパッと（ふっと）抜く（筋弛緩法）／大げさに息を吐きまくる／ティッシュちぎり、紙をハサミでチョキチョキ／何かをギューッと抱きしめる／トイレにこもる、場所を変える（タイムアウト）

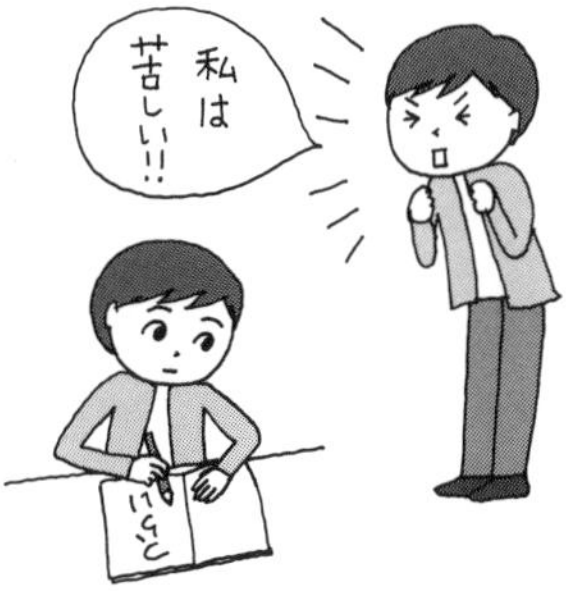
私は苦しい!!

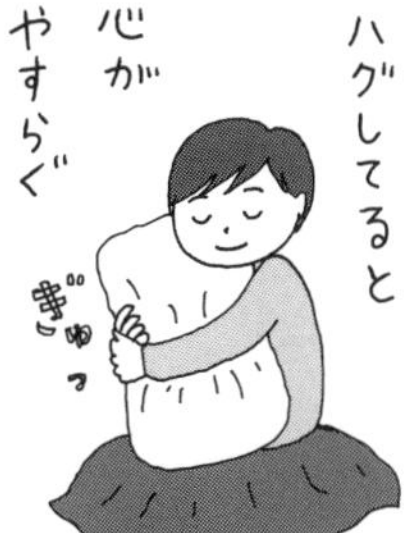
ハグしてると
心が
やすらぐ
ぎゅっ

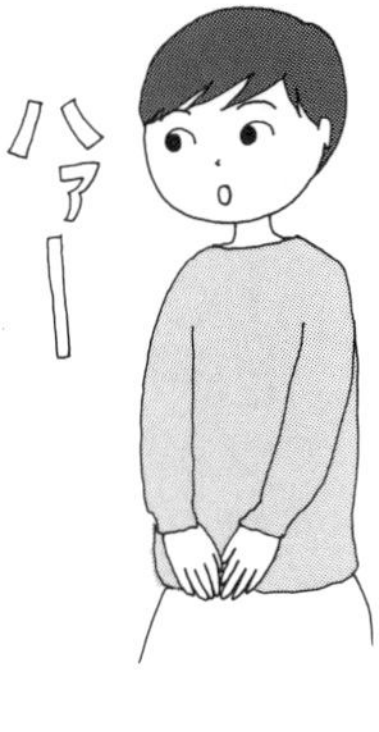


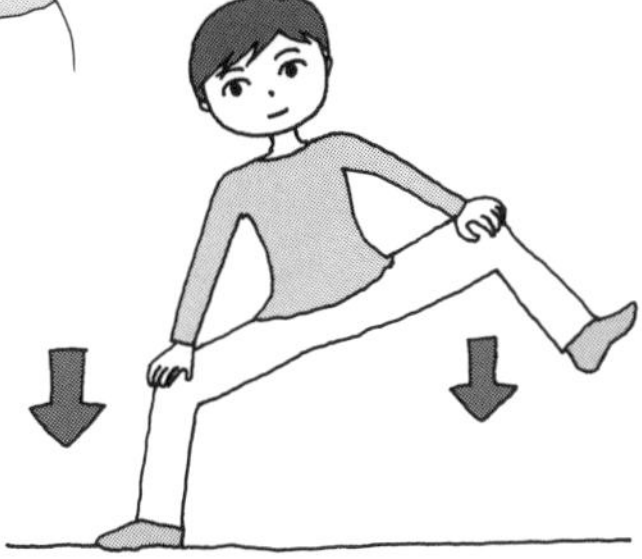

work 2

# 「誰かとつながる」(第2章)はものすごく大事なコーピング

本書第2章で紹介した「誰かとつながる」に関する10の手法も、実はものすごく大事なコーピングです。私たちはひとりぼっちで自分を助けようとすると、かえってしんどくなる傾向にあります。誰かに助けてもらえるときは助けてもらった方がいいに決まっています。たった一人でどうこうしようとするのではなく、誰にどう助けを求めるか考え、実行したほうがいいのです。もちろん今すぐに誰かに「助けて」と言えない状況でも、どうやって助けを求めるか情報収集したり、少なくとも自分にとって助けになる誰かの存在をイメージしたりするなど、「心をひとりぼっちにしない」ことが重要です。そういうわけで、第2章で紹介した以下のやり方も、あらためて自分を助けるための「コーピング」として活用しま

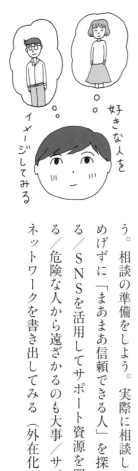

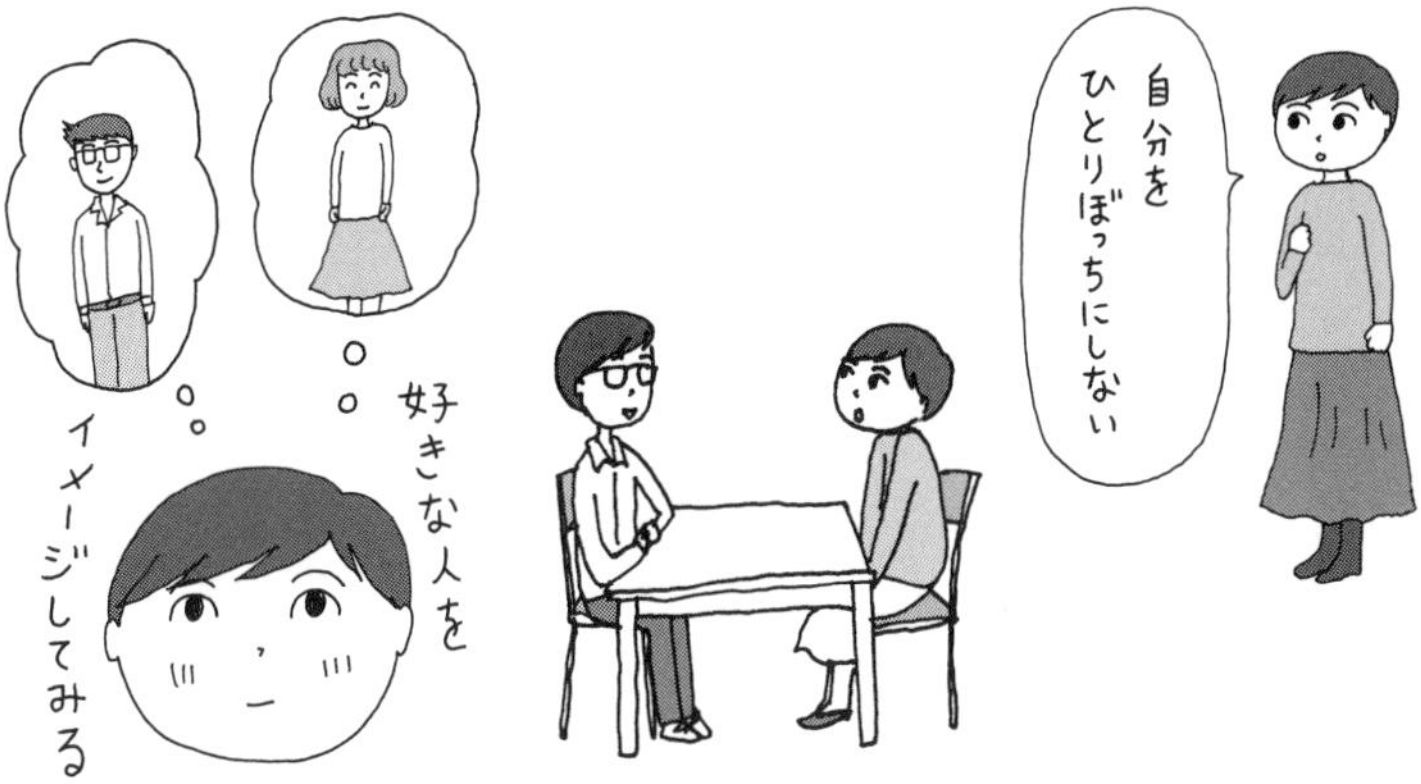
自分を
ひとりぼっちにしない
好きな人を
イメージしてみる

しょう。

【第2章で紹介した10のコーピング】「自分の心をひとりぼっちにしない」と心に決める／ちょっとした顔見知りを思い浮かべる／好きな人、好きだった人、あこがれの人の名前をかき集め、イメージする／好きなキャラクターは？　ペットは？　ぬいぐるみは？／サポート資源（相談でき、助けてくれそうな専門家や機関）について情報収集する／相談の予約を入れよう。相談の準備をしよう。実際に相談しよう／めげずに「まあまあ信頼できる人」を探し続ける／SNSを活用してサポート資源を開拓する／危険な人から遠ざかるのも大事／サポートネットワークを書き出してみる（外在化）

# work 3

# 「ストレッサーとストレス反応に気づいて書き出す」もそのまんまコーピングになる

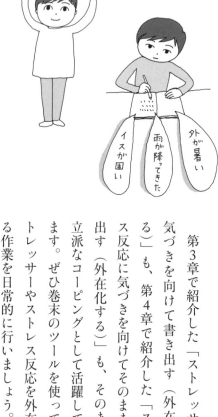

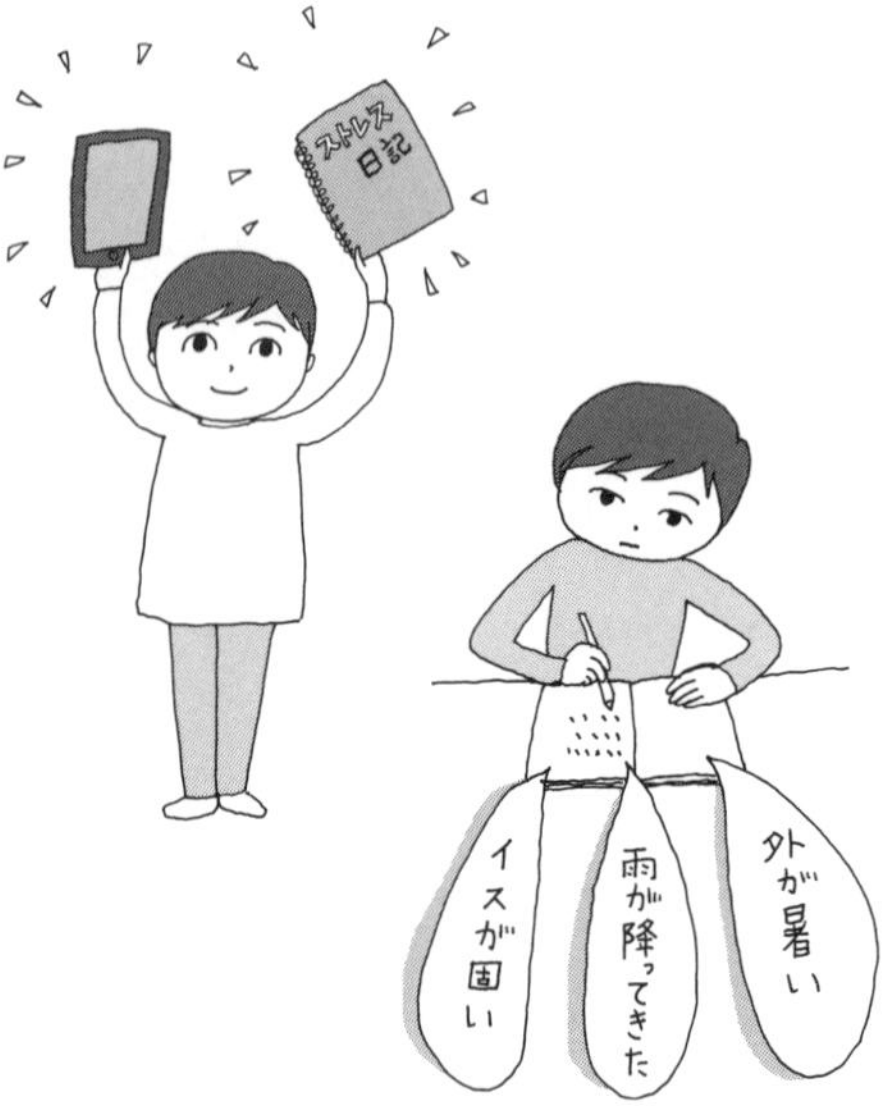


第3章で紹介した「ストレッサーに気づきを向けて書き出す（外在化する）」も、第4章で紹介した「ストレス反応に気づきを向けてそのまま書き出す（外在化する）」も、そのまんま立派なコーピングとして活躍してくれます。ぜひ巻末のツールを使って、ストレッサーやストレス反応を外在化する作業を日常的に行いましょう。

# work 4

## マインドフルネスそれ自体も強力なコーピングです

第5章、第6章で紹介したマインドフルネスのワークそれ自体も、続けてもらえれば強力なコーピングとしてあなたの味方になってくれるはずです。第5章では、行動を使って自分の身体感覚、特に五感に意識を向けるマインドフルネスのワークを10個、第6章では、認知（自動思考やイメージ）と気分・感情に巻き込まれずに注意を向けるマインドフルネスのワークを10個、それぞれ紹介しました。

そのすべてを行う必要はなく、それぞれ1個から2個を、毎日気がついたときに実施してもらえれば、続けるうちに徐々に効果が出てくるはずです。ぜひマインドフルネスもコーピングの一環として使い続けてくださいね。

というわけで、実はこれまでに紹介してきた様々な手法それ自体が、「コーピング」すなわち「ストレスへの対処や工夫」としてそのまま用いることができることを、ここで確認しました。それらはそのまま使い続けていただくとして、ここではさらに、ストレス対処として効果が確かめられているコーピングを6種類、紹介していきます。どれもすぐにできて、効果があって、コストがかからない、すぐれもののコーピングたちです。ぜひ試してみてくださいね！

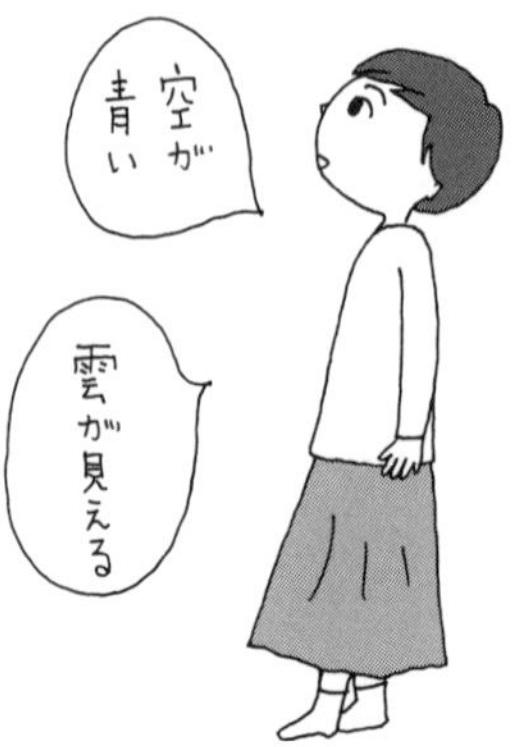


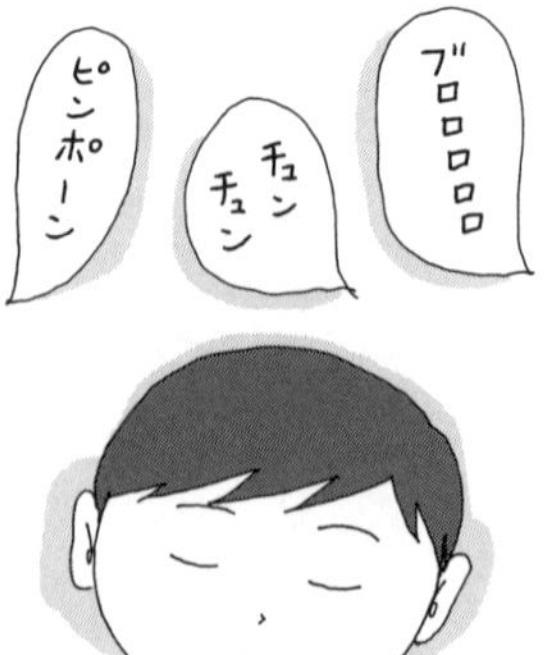


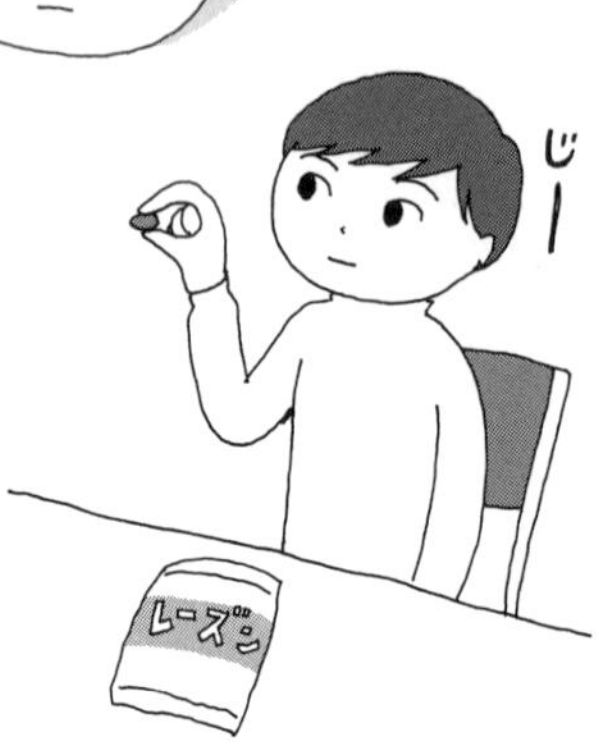

# work 5

## 自分をつらくさせる「自動思考」に、もう一人の自分が語りかける（認知的コーピング）

もう皆さんはその時々に頭をよぎる「自動思考（イメージを含む）」にその場で気づき、外在化したり、マインドフルネスのワークをしたりすることができるようになっていることと思います。もしその自動思考が、自分をつらくさせたり、自分を苦しめたり、自分を落ち込ませたりするようであれば、単に受け止め、手放すだけでなく、その自動思考に対して、もう一人の自分が語りかけ、対話をし、新たな思考を作ることによって、自分を助けることができます。

このようなやり方を「認知的コーピング」と言います。たとえば、「もうだめだ」という自動思考が出てきたら、どうしましょうか？　もう一人の自分（自分を助ける自分）は、「もうだめだ」に対して何と言ってあげましょうか？「そうだよ、もうだめだよね」とは言うはずがありませんね。「だめだと思っちゃうとつらいよね」「どうしてだめだと思っちゃったの？」「だめじゃない部分を探してみようか」「だめだなんて思うとつらすぎるから、何か、別の考えを探してみない？」「どういう言葉をかけてもらうと、少しは楽になるかしら？」「私になんて言ってほしい？」などなど。その対話の中から出てきた言葉を使って、自分をなぐさめたり、応援したりするフレーズを作ってみましょう。

たとえば、「もうだめだ、という自動思考が出てくると苦しいよね。でもその自動思考をうのみにする必要はないよ。あなたは十分頑張っている。ときにうまくいかないことがあっても、それであなたの頑張りの価値が減るわけじゃない。見ててくれる人もきっといるよ。少し肩の力を抜いて、あきらめないで続けてみようよ」とか。ぜひその新たなフレーズをカードに書いたりスマホに入力するなどして持ち歩き、つらくなったらそのフレーズを自分に対して声に出して語りかけてあげましょう。

# もう1人の自分に語りかけてもらう

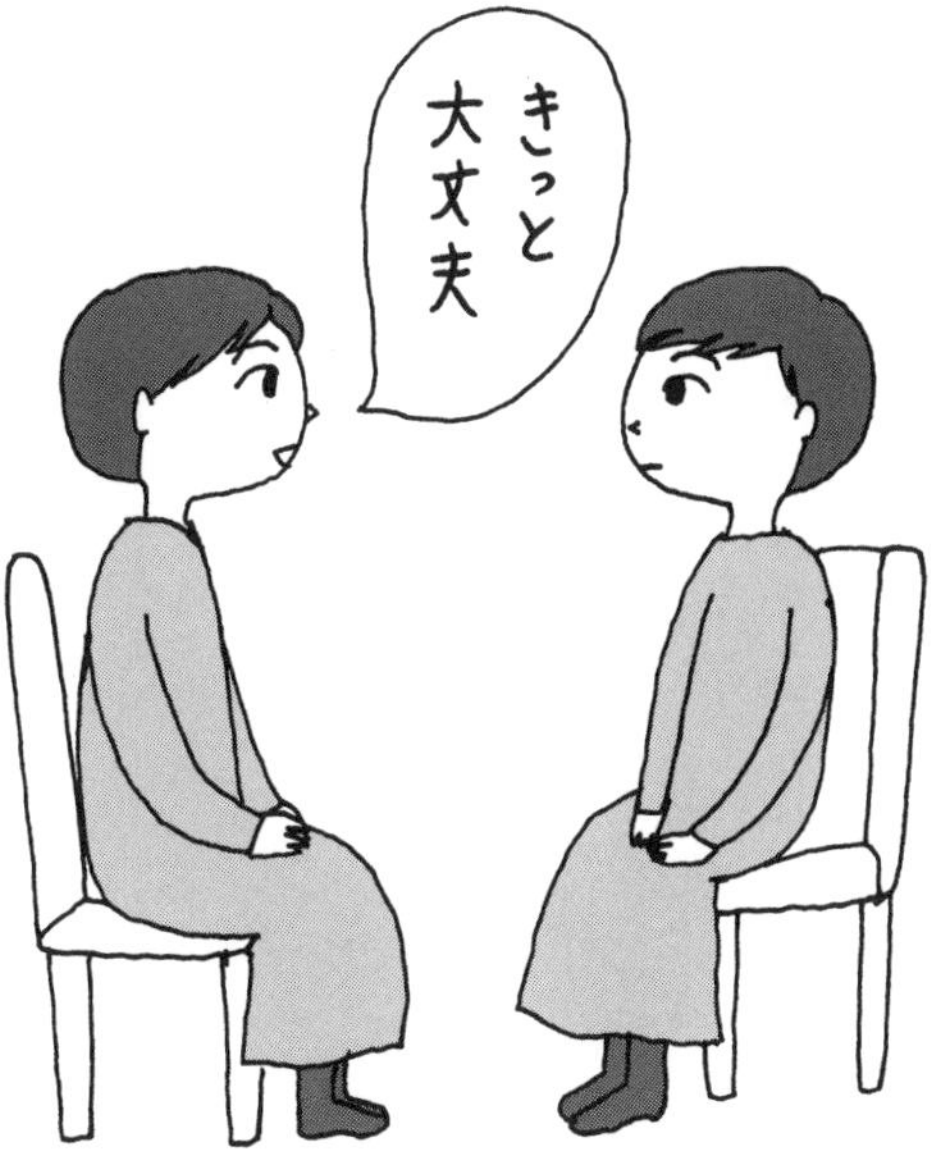

work 6

# 気晴らしになる行動をかき集める（行動的コーピング）

気晴らしになる行動をたくさん用意しておくことも大事です。「気晴らしなんて意味がない」「気晴らしなんて問題から逃げているだけだ」と思う人がいるかもしれませんが、気晴らしをして心が軽くなってから、問題解決に取り組めばいいのです。以下の例を参考に、あなたにとって気晴らしになる行動を思いつくままに外在化しましょう。

**［例］** 爪を切る、ネイルをする、散歩に行く、犬をかわいがる、動物園に行く、ペットショップに行く、銭湯に行く、家のお風呂に入る、テーブルを磨く、ピアノを弾く、ウクレレを弾く、カラオケに行く、ジョギングする、ストレッチする、マッサージを受ける、誰かに愚痴を言う、お酒を飲む、スイーツを食べる、ポテトチッ

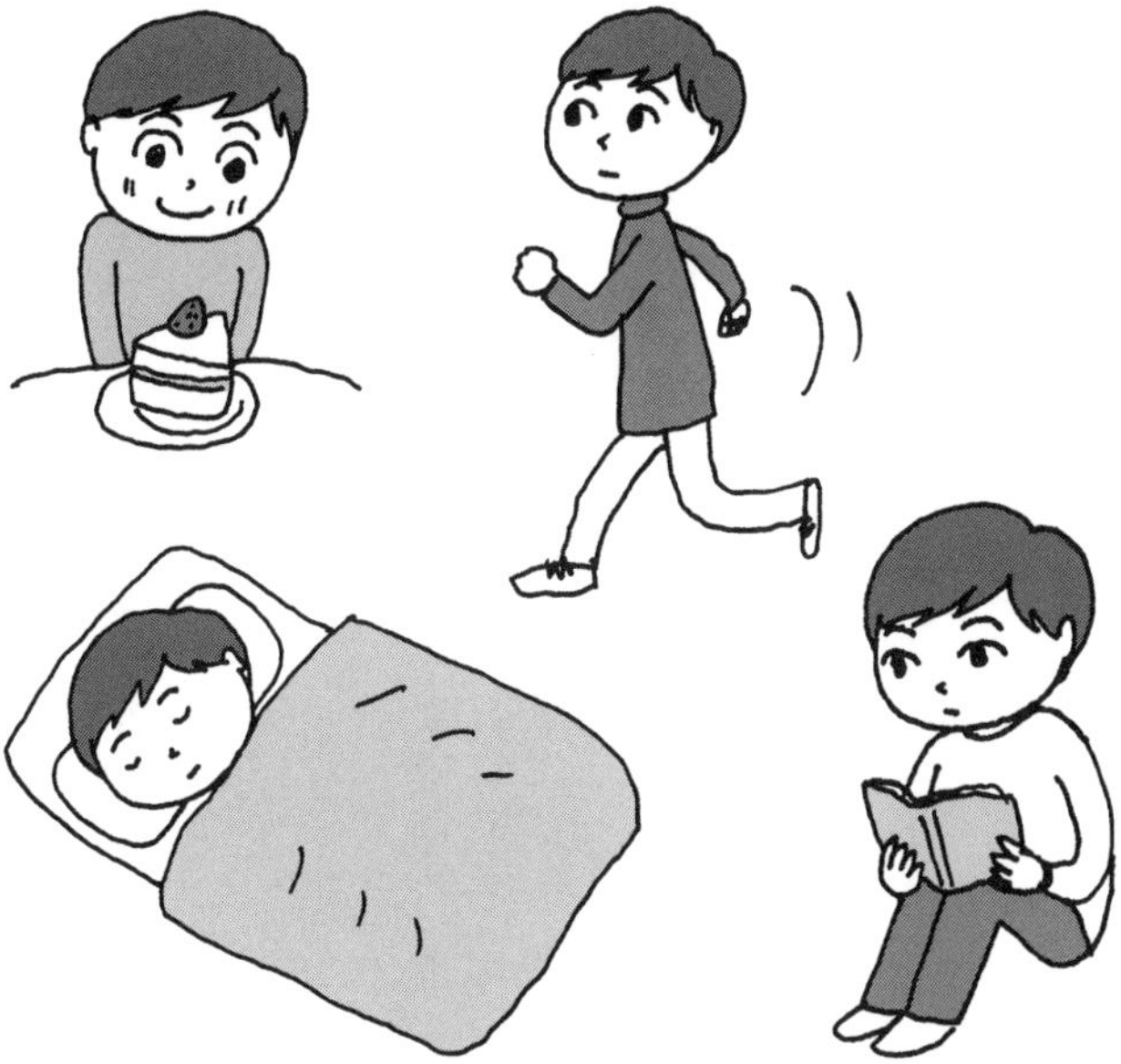

プスを一袋食べる、塗り絵をする、落書きする、おしゃれをする、寝る、テレビを見る、ネットサーフィンをする、LINEをする、コーラを飲む、旅行に行く、旅行の検索をする、好きな芸能人のインスタを見る、漫画を読む、本を読む、詩を作る、写真を撮る、ラーメンを食べる、料理をする、トイレ掃除、歌を歌う、買い物をする、クッションをたたく、などなど。

work

# 7

## 具体的な課題を見つけ出し、一つひとつ解決する（問題解決）

生活や人間関係において具体的な課題を見つけ、それを解決していくことも、自分を救うコーピングとしてとても重要です。これを「問題解決」と言います。問題解決は、なるべく問題を小さくして、一つひとつ確実に解決していくことが大事です。たとえば「家が散らかっている」という問題を発見したら、一気に家中の掃除と片づけをしてすっきりさせよう、というのではなく、「今日はキッチンの流しだけきれいにする」とか「この引き出しの中の整理だけはする」というように、課題を小分けにして、できることだけを確実に実行します。

「ダイエットしたい」という場合も、過激なダイエットをして急激に痩せるのではなく、「おやつの量を半分にする」とか「隣の駅まで歩いてみる」とか、確実

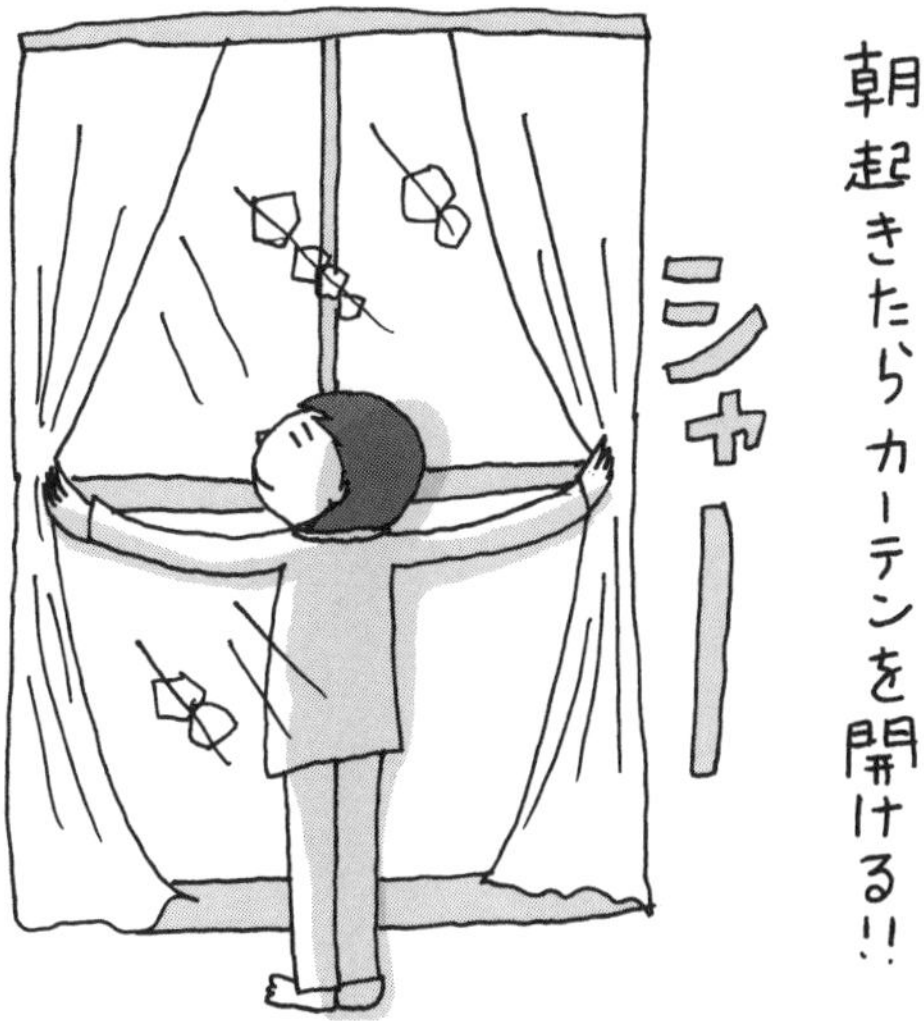


にできそうな具体的な課題を設定します。対人関係もすべてを急に変えることはできないので、「不愛想な娘に朝の挨拶だけはする」とか「きらいな同僚と話すときに視線だけは合わせるようにする」とか「嫌な上司に嫌な仕事を押し付けられそうになったら、とりあえず『私がやらないといけないんでしょうか』と聞いてみる」とか、自分を救うためにできそうな課題設定をして、解決に向けた行動をとってみるのです。

work 8

# リラックスするための何らかの行動をとってみる

ストレス反応によって私たちの心や身体は緊張することが非常に多くあります。したがって心身の緊張をほぐしたりゆるめたりすること、すなわちリラックスすることはコーピングとしてとても有効です。そこで「リラックスすると思われる何らかの行動」を実際にとってみましょう。

ここで重要なのは、「すぐに深くリラックスすることを求めない」ということです。リラックスとは、「リラックスすると思われる何らかの行動」を実際にとり続けることによって、結果的に得られる状態です。即効性を求めず、行動をとり続けることこそが重要なのです。以下の例を参考に、気長に続けてみてください。

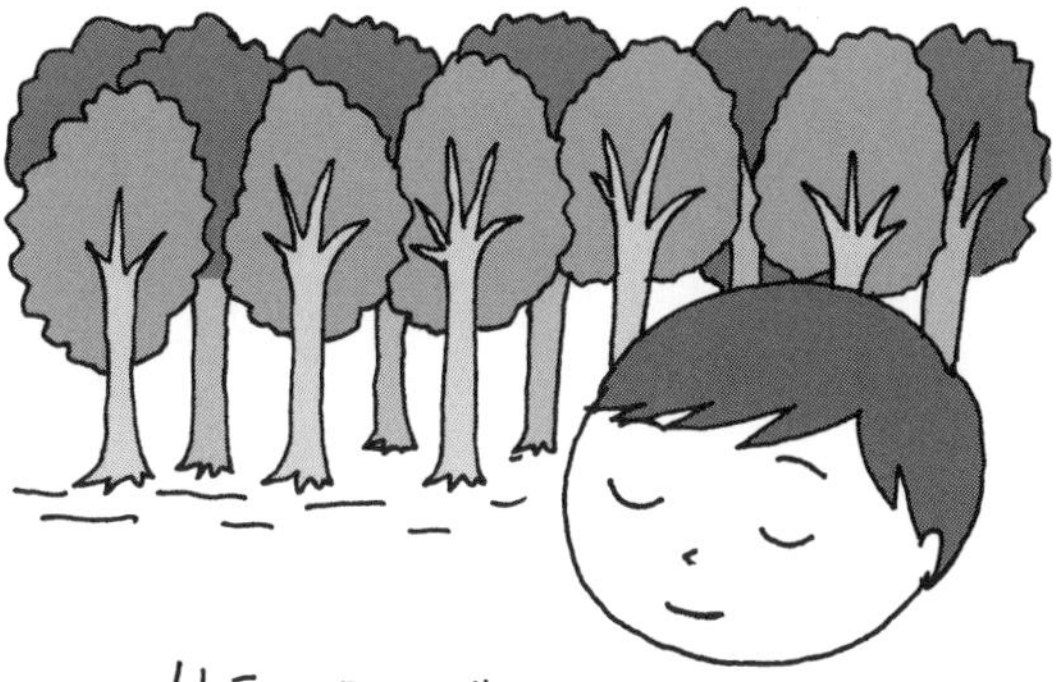


**［例］** リラックス呼吸法（ため息をつくように息を細く長く吐く→鼻から吸う、の繰り返し）、あおむけになって体重を全て背中にあずける、アロマ（ラベンダー、ベルガモットなど）の香りを味わう、目を閉じてリラックスできるイメージ（森林、海辺など）にひたる、あたたかい飲み物をゆっくりと味わう、など。第1章「とりあえず、落ち着く」で紹介した、身体をトントンしたり、大きな布（毛布など）にくるまったりする、といった手法もリラックスにつながります。また、行動や身体（五感）を使ったマインドフルネスのワークも、使い続けるうちにリラックスにつながります。

work 9

# 「私の好きなアイテム」を見たり探したりする

「私の好きなアイテム」とは、身の回りにあるもので、それを見るだけでホッとする、癒される、安心する、楽しくなる、リラックスする、うれしくなる……といったものです。

私の場合、そこらへんでみかけるわんこやねこ、ハトやスズメやカラスを見るのも好き。見知らぬ子どもが楽しそうにしているのを見るのも好き。子どもがぐずっているのを親がなだめるのを見るとほっこりする。オレンジ色が好きなので、ショッピングモールを歩きながら、オレンジ色のアイテム（セーターとかショールとか靴下とか傘とか）を探して楽しむ。

空を見るのが好き。青空を見るだけで目がよろこぶのがわかる。青空に浮かぶ白い雲の、様々な大きさや形を見て楽しむ。夕焼けを見るのも好き。虹なんか見えた日はとてもうれしい。日々、形を変えていく月を眺めるのも好き。道端の名もなき草花や、よその家の庭に咲く花を眺めるのも楽しい。スマホでかわいい動物の動画を見て楽しむ。……こんな感じで、その気になれば、身の回りに「好きなアイテム」をたくさん見つけることができますね。

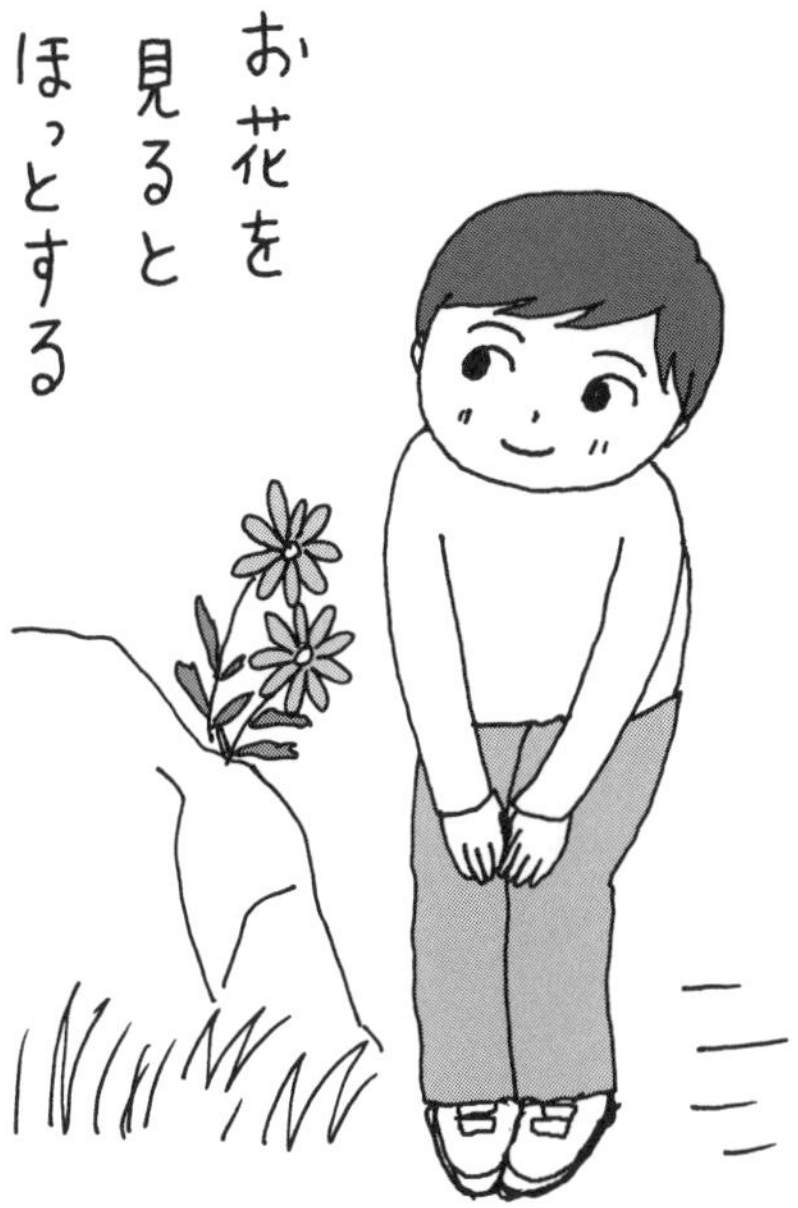

work
# 10
## コーピングレパートリーを外在化し、増やし続ける

その人の手持ちのコーピングのことをひっくるめて「コーピングレパートリー」と言います。コーピングレパートリーは多ければ多いほど私たちの助けになります。時間やお金のかからない、ささやかなコーピングでよいので、たくさんのコーピングをかき集め、いつでも使えるようにしておきましょう。コーピングも外在化してあると、すぐに選んで使うことができます。

これまでのワーク（1から9）を参考にして、巻末の「コーピングレパートリーシート」に、あなた自身のコーピングを外在化して（書き出して）みましょう。そしてレパートリーシートを常に持ち歩いて、ストレスを感じたら（感じなくても）、そのときの自分を助けてくれそうなコーピングを実施して、効果を検証し

# コーピングレパートリーをふやしていく

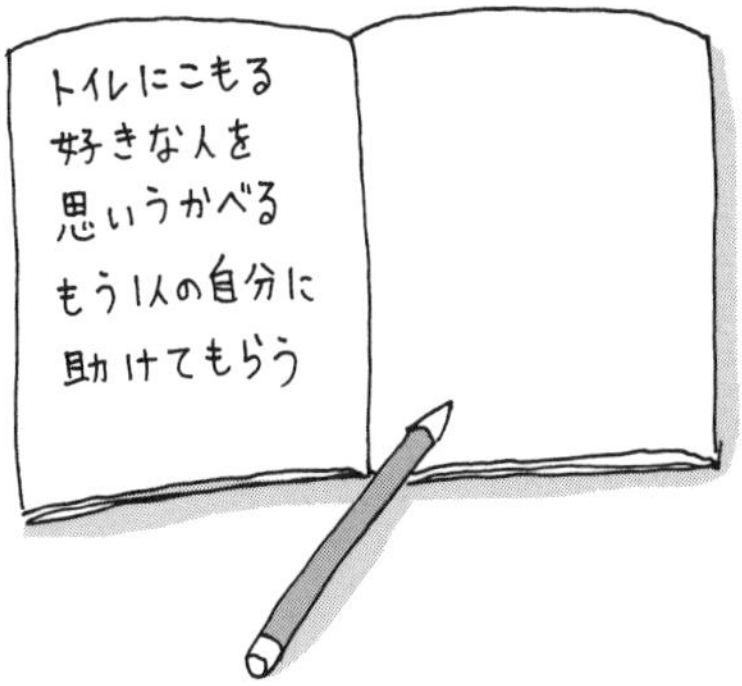
トイレにこもる
好きな人を
思いうかべる
もう1人の自分に
助けてもらう

ましょう。もしそのコーピングに効果がなければ、あるいは逆効果の場合は、また別のコーピングを試せばよいだけです。そして、新たなコーピングを見つけたら、すかさずレパートリーシートにそれを書き足してください。今後、あなたのコーピングレパートリーは増え続けるいっぽうなのです。

# スキーマ療法について

第8章に入る前に、「スキーマ療法」について、簡単にご紹介します。本書の最後（第8章、第9章、第10章）では、皆さんに、スキーマ療法に関するワークに取り組んでもらうからです。「スキーマ」とは、心理学の用語です。これまで私たちは認知（頭の中の現象）のなかでも、主に自動思考（瞬間瞬間に頭をよぎる思考。イメージを含む）を見てきました。具体的には、ストレス反応としての自動思考に気づいたり、「頭に次々と浮かんでくる自動思考を川に流れる葉っぱに置く」などといったマインドフルネスのワークをしたり、自動思考に話しかけるもう一人の自分を作るワーク（認知的コーピング）をしたりしてきました。

それではスキーマとは何でしょうか？　次頁の図を見てください。ス

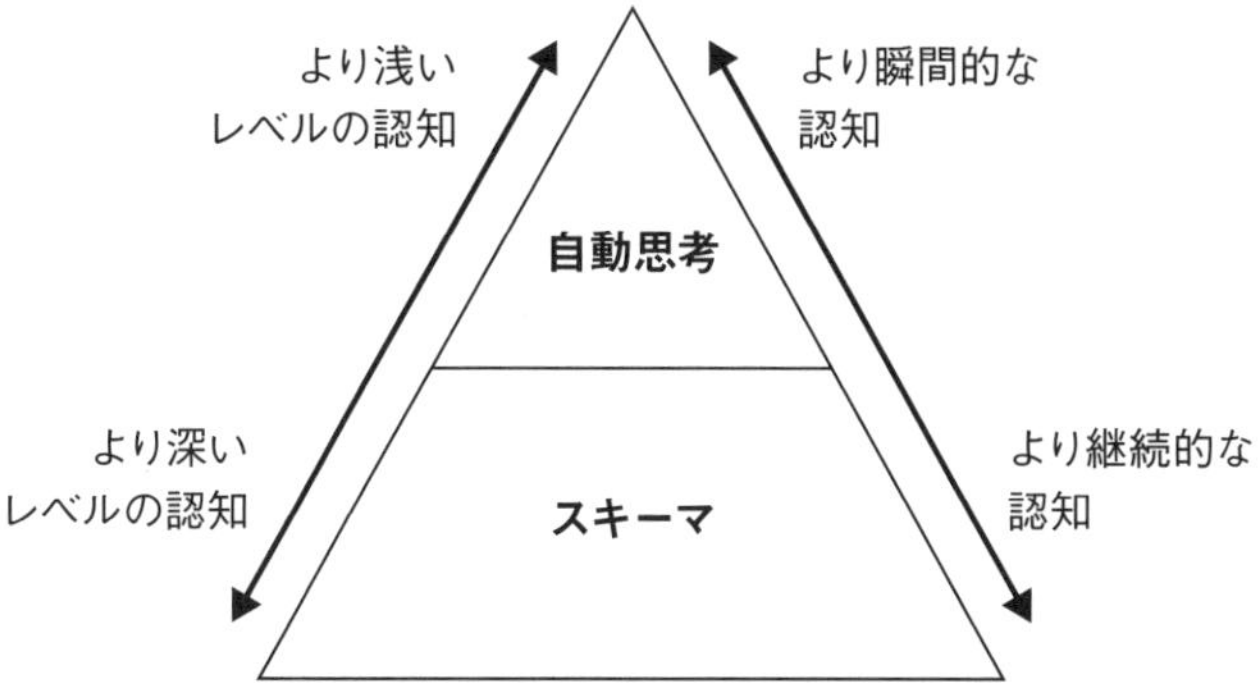


自動思考とスキーマの関係

キーマとは、自動思考より深いレベルにある、継続する認知のことです。その人にとっての「深い思い」「マイルール」「自分イメージ」「世界や他者に関するイメージ」「信念」といったものがスキーマに該当します。私たちの自動思考はその土台にあるスキーマに支えられています。たとえば「世界や他者は安全で、安心できる」というスキーマを持っている人と、「世界や他者は危険で、警戒しなければならない」というスキーマを持っている人では、見知らぬ人に話しかけられたときの反応が全然違うものになるでしょう。前者は「あら、この人はどんな人かしら？」という自動思考が生じて相手に興味を持つかもしれませんが、後者は「やばい、何かされるかもしれない」という自動思考が生じておおいに警戒することになるでしょう。「自分は有能だ」という自己イメージを持っている人と、「自分は無能で、失敗ばかりだ」という自己イメージを持っている人では、ちょっとしたミスをしたときの反応が全く異なるでしょう（前者は「まあ、こんなこともあるさ。今度から気をつけよう」で、後者は「ほら、やっぱり！　自分は失敗ばかりだ」というように）。

スキーマ療法では、まずは自分の持つスキーマに気づきを向け、理解することから始めます。特に自分を生きづらくさせるスキーマに、その起源（どのようにしてそのスキーマが出来たのか）と共に気づくことが重要です。主なスキーマの起源としては、子ども時代や思春期の環境や対人関係が挙げられます。どのような地域や文化のなかで育ったのか。養育者（主に親）はどのように自分を育て、どのようなメッセージをあなたに伝えたのか。養育者はあなたを愛してくれたか？　養育者に言われて傷ついたことがあったのか？　きょうだいとの関係は？　おじいちゃんおばあちゃんとは？　学校ではどうだったのか。先生は？　同級生との関係は？　勉強は？　遊びは？　部活動やクラブ活動は？　いじめられたことがあるか？　いじめなどつらい目にあったとき、助けてくれる人はいたか？……などなど、様々な要因が、あなたを生きづらくさせるスキーマの起源となります。

次の第8章では、そのようなスキーマに気づきを向け、理解を深めるワークを行います。本書で一貫して強調している通り、まずは理解することが何よりも重要です。第9章では、あなたを生きづらくさせるスキーマを「呪い」のようなものととらえ、呪いを解くための、そして呪いを解くだけでなくこれからの人生に希望を持つためのワークを紹介します。最後の第10章では、「内なる子ども（チャイルド）」という考え方を紹介します。スキーマ療法では、「私たちの心の中には、スキーマという呪いのせいで、傷ついた子ども（チャイルド）がいる。その傷ついた子どもを癒し、ハッピーにしていく必要がある」という考え方があります。その考え方にのっとり、皆さんが「内なる子ども（チャイルド）」に気づき、つながり、癒し、より幸せにしていくための様々なワークを紹介します。それらのワークはとてもパワフルかつ効果的なので、ぜひ実際に試してみてください。

スキーマ療法は、本書でこれまで紹介してきたワークの背景にある「認知行動療法」という心理療法の理論と方法が進化・発展したものです。私自身、このスキーマ療法に出会って以来、様々なワークを自分自身で体験し、今でも続けています。その結果、今まで正体不明だった自分自身の生きづらさを、深くかつ具体的に理解することができるようになりました。そして時間はかかりましたが、徐々にそれを手放し、乗り越えることができるようになりました。さらに私自身の「内なる子ども（チャイルド）」とつながり、まずは自分のチャイルドの欲求を優先し、チャイルドを幸せにするための考え方や行動をとれるようになりました。これから紹介する様々なワークは、簡単にはできないものがあるかもしれません。また、多かれ少なかれ、心の痛みを伴うものがあるかもしれません。なので無理に取り組む必要は決してありませんが、可能であれば、時間をかけて取り組むに値するものばかりです。本書のこれまでのワーク（第1章～第7章）を実施してもらうだけでも自分助けの効果は十分にありますが、最後の3つの章（第8章～第10章）について、「やってみたい」「生きづらさを知り、解放されたい」「もっと自分を幸せにしたい」と思う方は、本書の「仕上げ」「クライマックス」として、ぜひ様々なワークにチャレンジしてほしいと思います。

# 第 8 章

# 生きづらさの「根っこ」と「正体」を見てみよう

## 解説

あなたが漠然と抱え、感じている「生きづらさ」。第8章では、その生きづらさの「根っこ」と「正体」を具体的に明らかにしていきます。これまで漠然と感じていた生きづらさの「根っこ」と「正体」が明らかになるだけでも、実はずいぶん心もちが変わってきます。「よくわからない」ものとは闘えないし、つき合うことができませんが、しかし、その正体が見えてくれば、それとどう闘うか、それをどう乗り越えるか、あるいはそれとどううまくつき合っていくか、作戦を立てることができるからです。

第8章では、まず生きづらさの根っこについて理解してから、実際に今、あなたにとってどのような生きづらさがあるか、ということを理解するワークを、スキーマ療法の考え方に基づいて実践してもらいます。

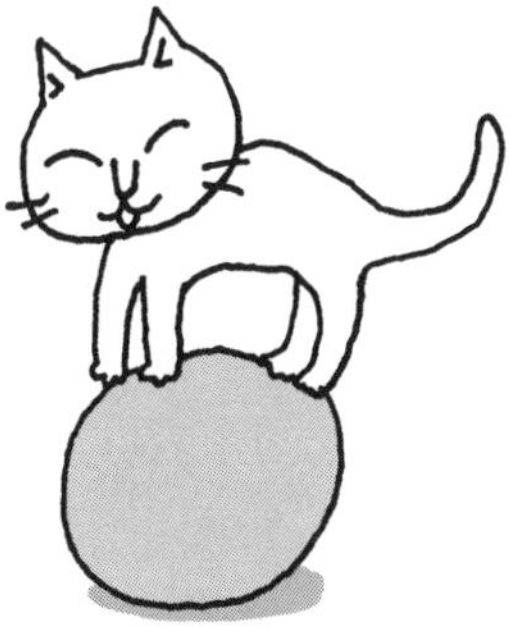

# work 1

## 子どもの感情欲求について学ぶ

生きづらさと関連するおおもとの「根っこ」には、「子どもの感情欲求」というものがあります。これは「すべての子どもにおいて当然満たされるべき心の欲求」のことを言います。具体的には5種類あり、①安心したい、愛されたい、理解されたい、守られたい、自分と他者を信頼したい、②自分に自信をもちたい、上手にできるようになりたい、しっかりした自分になりたい、物事にチャレンジしたい、③自分の欲求や感情や意思をまず大事にしたい、自分の欲求を大事にしてほしい、④のびのびと暮らしたい、人生を楽しみたい、⑤ルールを守り、みんなと平等でありたい、自分だけでなく他人の権利も大事にしたい、というものです。

スキーマ療法では、これらの感情欲求が子どものころに十分に満たされると、その子は健全に成長できると言われています。言い換えると、これらの感情欲求が満たされないと、それがその子の、ひいてはその子が大人になったときの、「生きづらさ」につながってしまうというのがスキーマ療法の考え方です。ここではまず、全ての子どもには満たされてしかるべき感情欲求があるのだ、ということを理解してください。

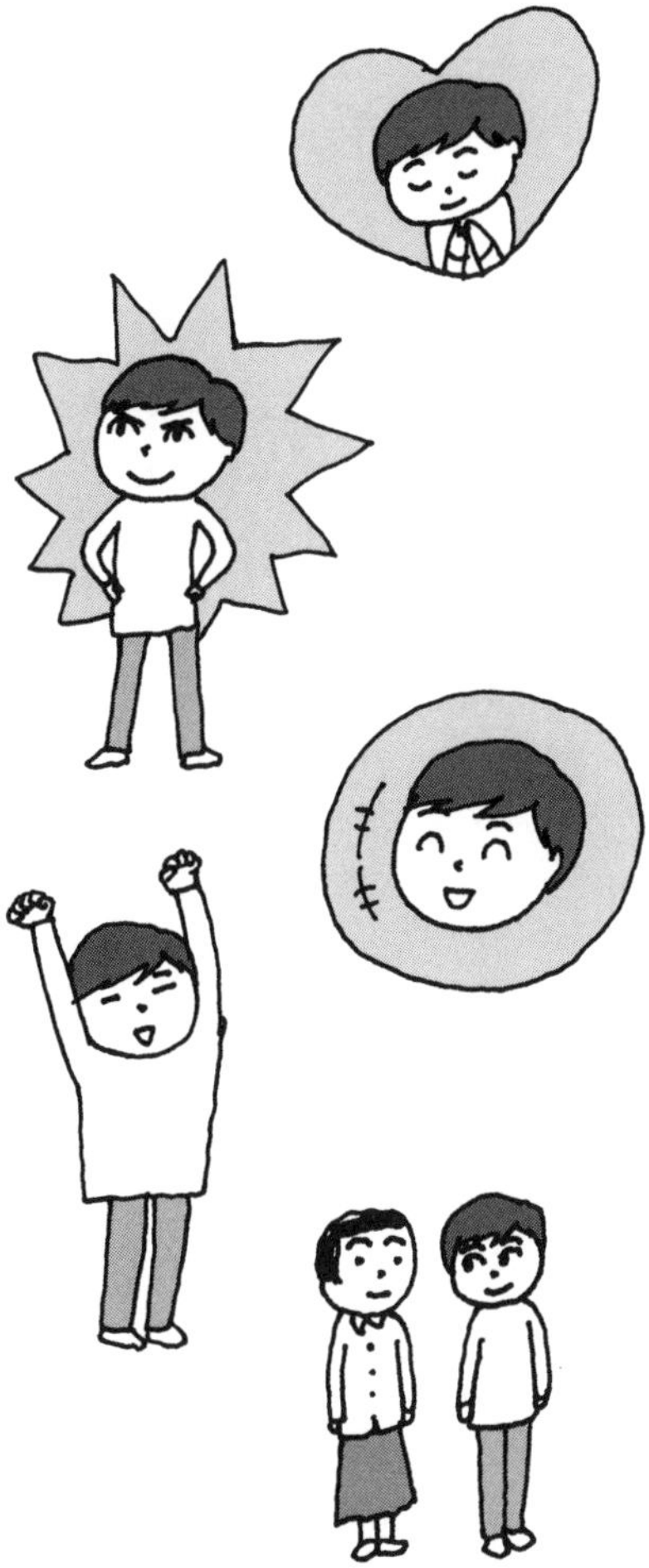

work

# 2

## 安全を確保する

さて、この後、あなた自身の体験、特に「感情欲求が満たされなかった体験」すなわち「傷つき体験」を探ることになります。これは多かれ少なかれ、心の痛みを伴う作業です。なのでその前に、安全を確保する必要があります。本書でこれまで取り組んできたワークの中で、特に「つらくなったらそれをすればよい」「心の痛みを感じたらそれをすれば助かる」といったワークはどれでしょうか？　第1章の「とりあえず、落ち着く」のワークの中から選んでもらってもいいですし、第2章の「誰かとつながる」のワークから何かを選ぶこともできます（【例】サポートネットワークを眺めて、「自分は一人じゃない」と思ってみるとか）。あるいは第5章、第6章のマインドフルネスのワークから選んでもらってもいいですし、

第7章のコーピングの中からとっておきのものを選んでもらってもいいです。

この後のワークをする際には、必ず「安全を確保するワーク」をまずは行ってから、当該のワークを行うようにしましょう。そして当該のワークを終えるにあたっては、もう一度「安全を確保するワーク」を行って、クローズするようにしましょう。つまり「安全のワーク」→「当該のワーク」→「安全のワーク」という流れで取り組むのです。

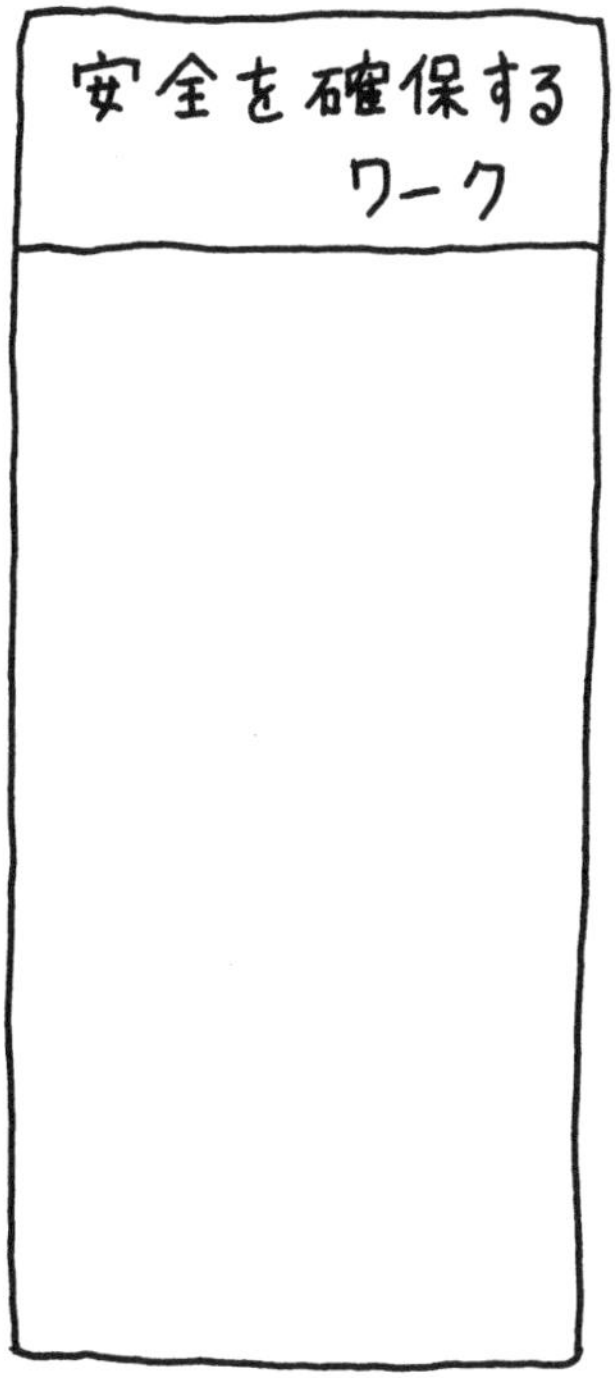

work

# 3

## 欲求が満たされなかった体験をさぐる

まず「安全を確保するワーク」をします。次にワーク1に書いてある「子どもの感情欲求」をもう一度読み返しましょう。そして小さかった頃、あるいは思春期の頃に、つらかった体験、つまらなかった体験、不安だった体験、悲しかった体験、こわかった体験、苦しかった体験、落ち込んだ体験……など、どのような「傷つき体験」があったかを想起してみましょう。ひとつ、傷つき体験を思い出したら、そのときに①の感情欲求のどれが満たされなかったのかを考えてみましょう。

**［例］**【傷つき体験】両親の仲が悪く、自分の目の前でケンカばかりして、家の中でいつもおびえていた↓【満たされなかった欲求】「安心したい」「のびのびし

たい」、【傷つき体験】母親のぐちばかり聞かされていて、自分の話は聞いてもらえなかった↓【満たされなかった欲求】「理解されたい」「自分の欲求を大事にしてほしい」、【傷つき体験】学校でひどいいじめにあい、誰にも守ってもらえなかった↓【満たされなかった欲求】「守ってほしい」「他者を信頼したい」「楽しみたい」、【傷つき体験】不器用で、いつも失敗して、ダメ出しされ続けていた↓【満たされなかった欲求】「自信をもちたい」「上手にできるようになりたい」「楽しみたい」。

例を参考に、ご自分の体験について次頁の図に書き入れてみましょう。書き終えたら、必ず「安全を確保するワーク」を実施して、ワークを終えます。

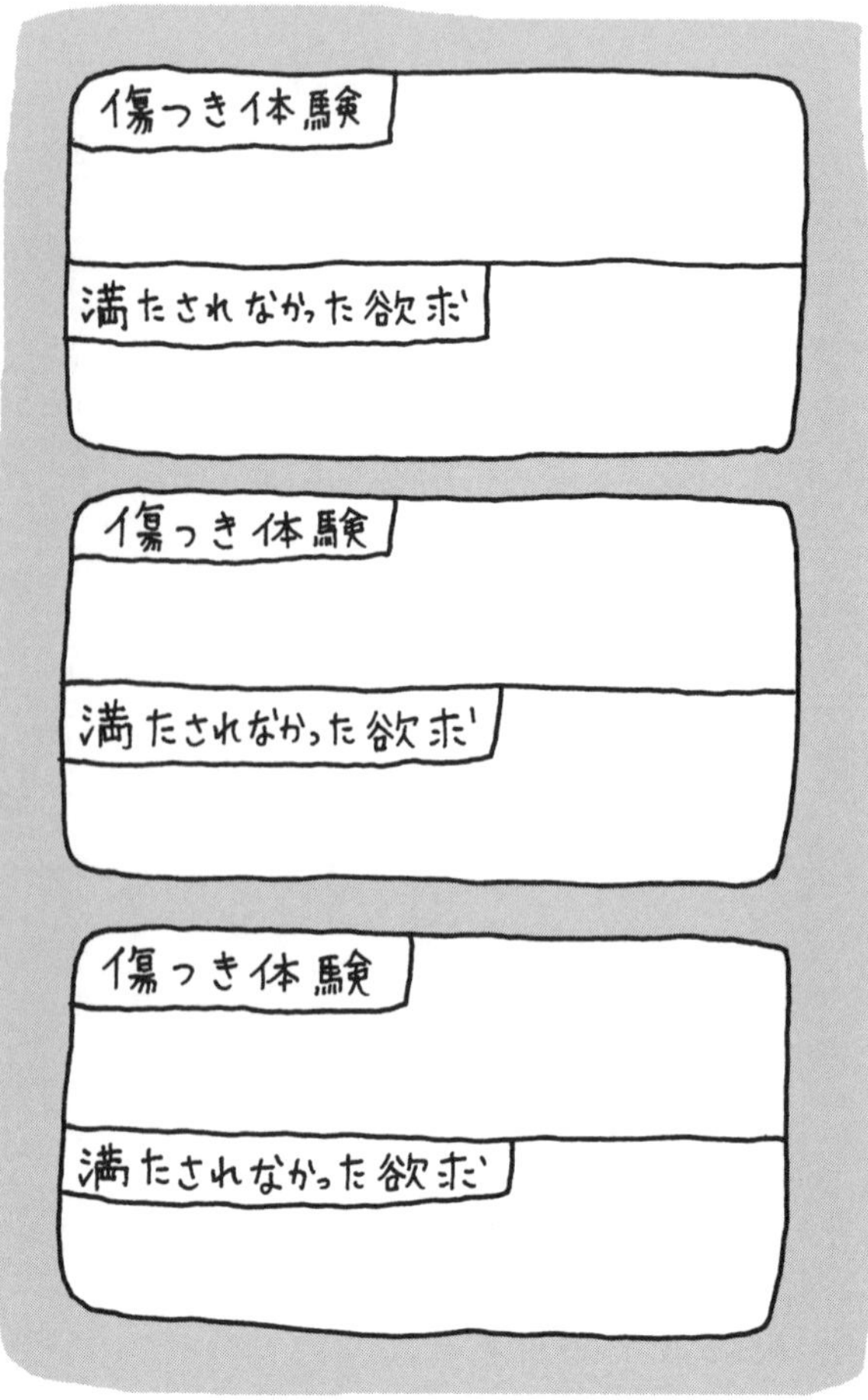
傷つき体験
満たされなかった欲求
傷つき体験
満たされなかった欲求
傷つき体験
満たされなかった欲求

これらの「傷つき体験」と「満たされなかった欲求」が掛け合わされることによって、その人を生きづらくさせるスキーマ（心の根っこにある深い思い）が形成される、というのがスキーマ療法の考え方です。

次の4から9のワークでは、スキーマ療法で挙げられている典型的な「生きづらさをもたらすスキーマ」について解説します。自分にはどのスキーマがどれぐらいあるでしょうか。一つひとつのスキーマについて、それがあるかどうか、あるとしたらどの程度の強さや大きさでそれがあるのか、自分の心に訊いてみましょう。頭で考えるのではなく、「心」すなわち、感情的な部分に問いかけてみることが重要です。問いかけの前後には、「安全を確保するワーク」を必ず行います。

work 4

# 「愛されない」「わかってもらえない」「自分はダメだ」系のスキーマがある？

人とのかかわりの中で、十分に安心感を得ることができなかったり、ダメ出しをされ続けたり、あるいはいじめられたり、虐待されたりするなど、ひどい目に遭ったことのある人は、この種のスキーマを抱くようになることが少なくありません。心の中に以下のフレーズや思いや感情があるかどうか、自分に訊いてみて、あるとしたら何十パーセントありそうか、０から１００の数字をつけてみてください。

【自分は人に愛されない存在だ。誰も自分を愛してくれない】（　　%）

【私は誰にも理解してもらえない。誰も私のことをわかってくれない】（　　%）

【自分はダメ人間だ。生まれてこなければよかった】（　　%）

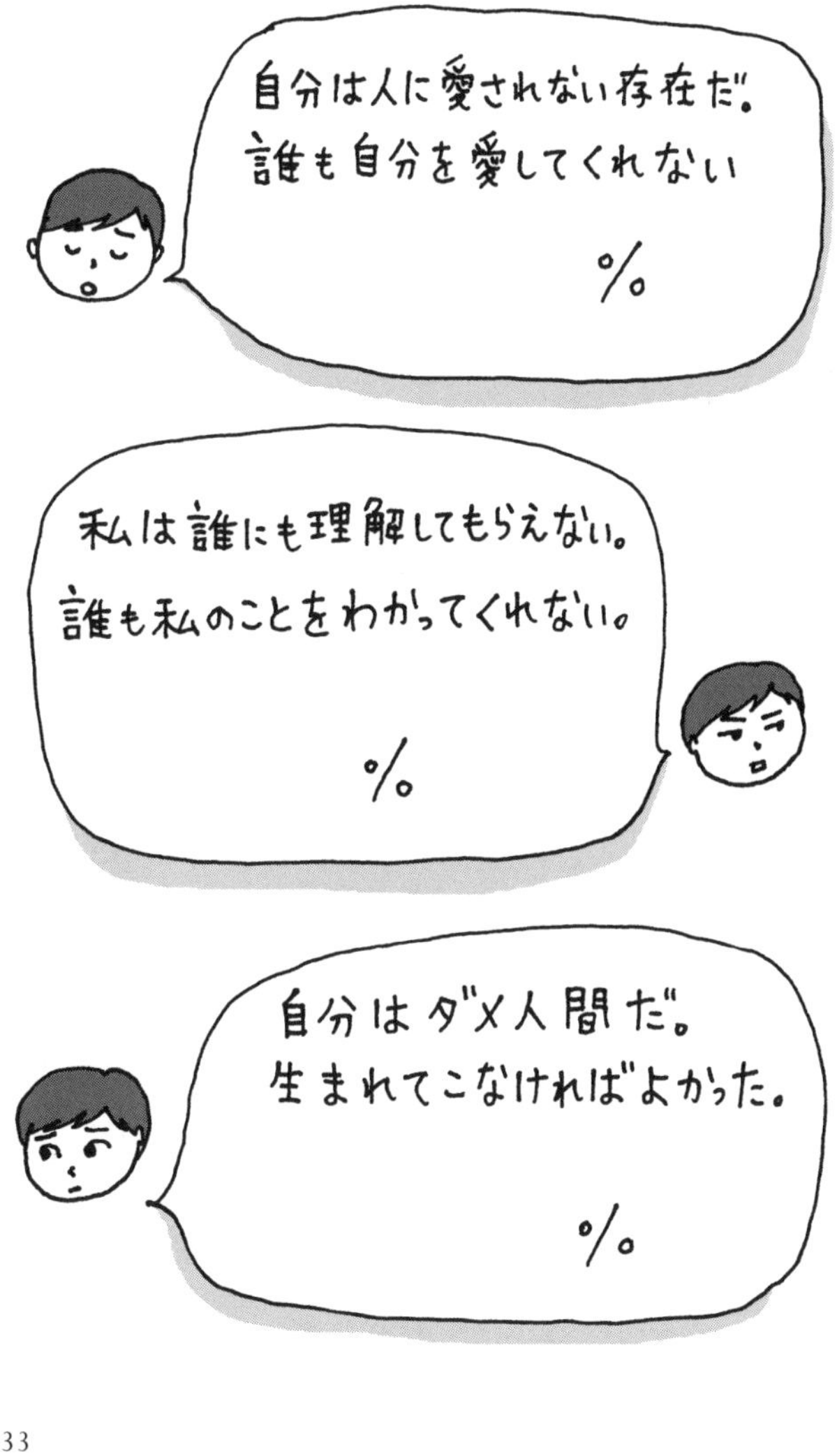
自分は人に愛されない存在だ。
誰も自分を愛してくれない
%
私は誰にも理解してもらえない。
誰も私のことをわかってくれない。
%
自分はダメ人間だ。
生まれてこなければよかった。
%

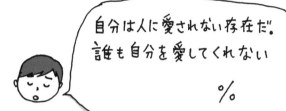

work 5

# 「人は怖い」「人は何をするかわからない」「人に見捨てられる」系のスキーマがある？

これらもワーク4と同様に、人とのかかわりで傷つくことがたくさんあると、できてしまうスキーマです。④のスキーマは「自分は」「私が」という一人称で始まりますが、これらのスキーマは「人は」という三人称で始まるという特徴があります。④のスキーマを強く持つ人は、⑤のスキーマも同時に強く持っているかもしれません。

【人は怖い。人は私をひどい目にあわせる存在だ】（　　％）
【人は自分に何をしてくるかわからない。人なんか信じられない】（　　％）
【人は私を見捨てる。今、目の前にいる人だって急にいなくなるのだ】（　　％）

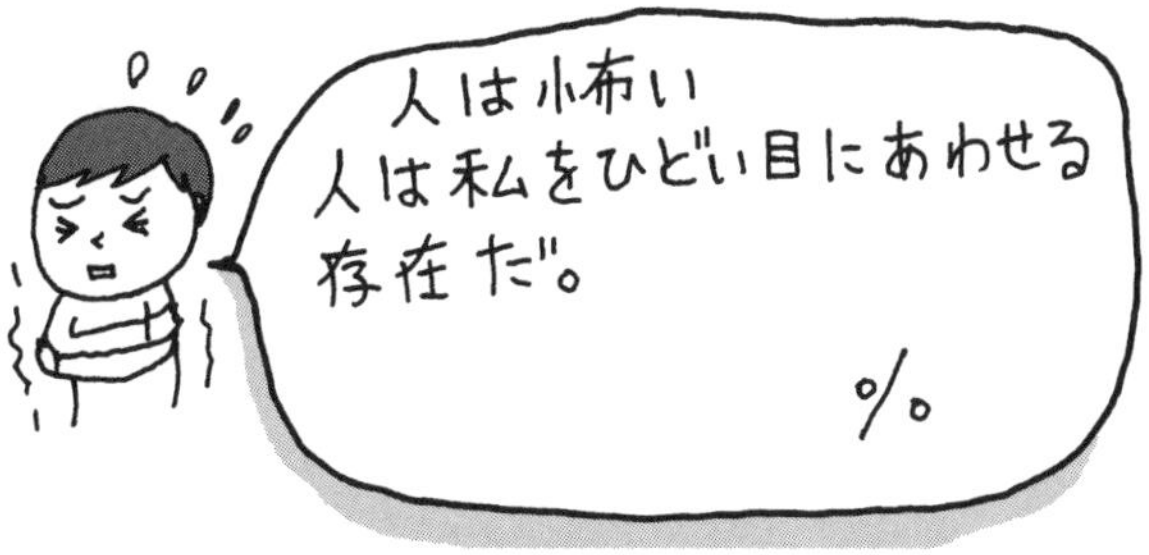
人は怖い
人は私をひどい目にあわせる
存在だ。
%

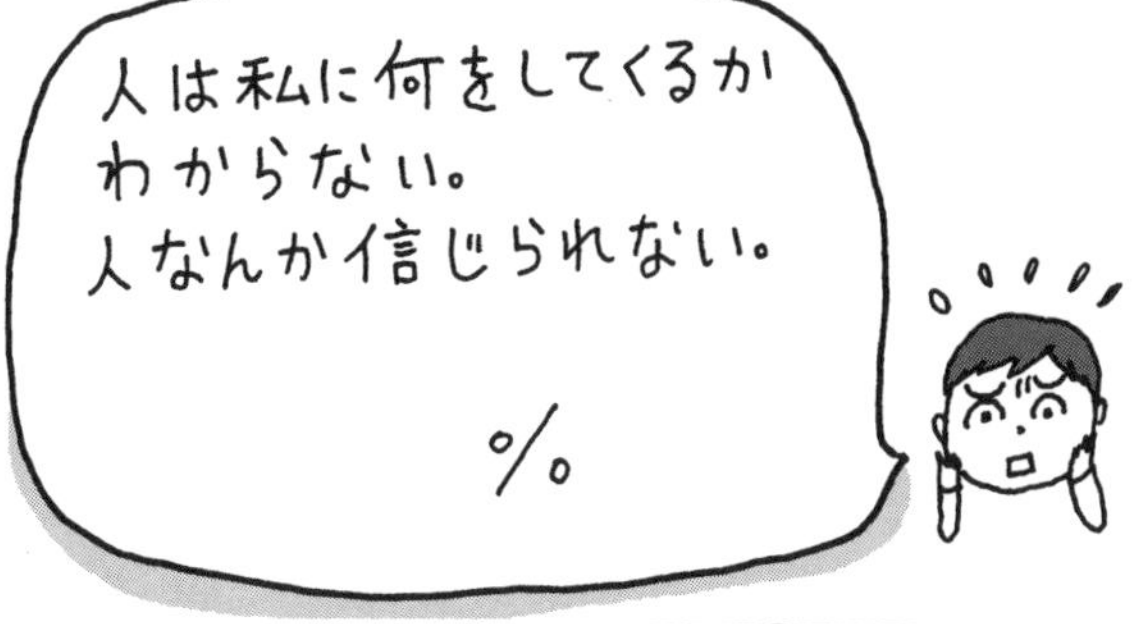
人は私に何をしてくるか
わからない。
人なんか信じられない。
%

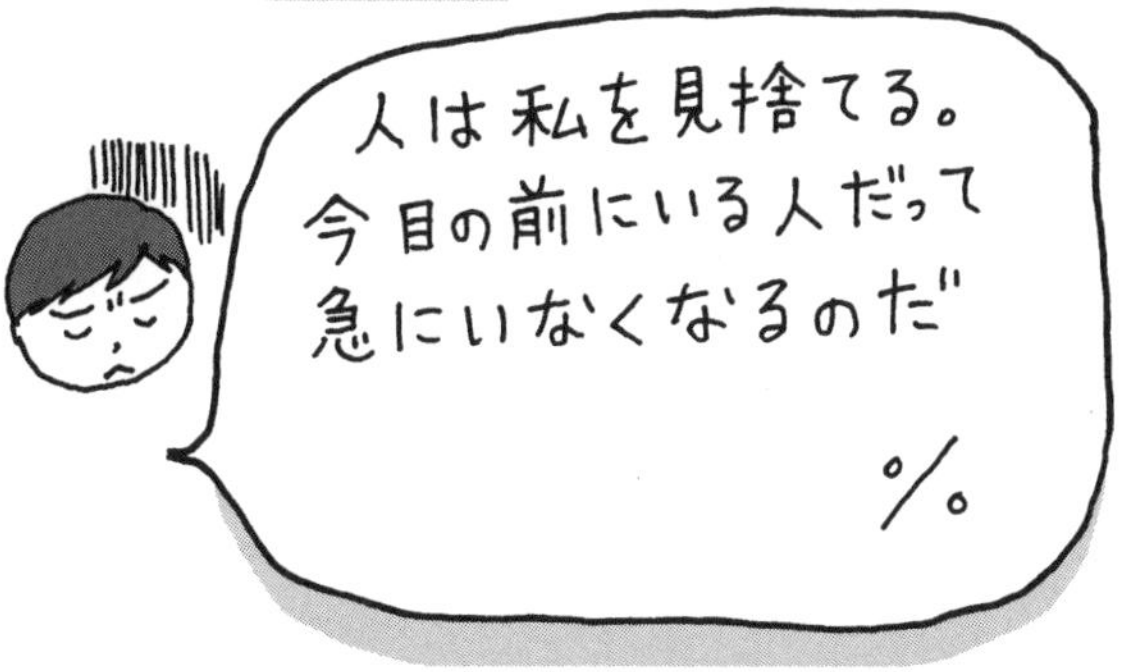
人は私を見捨てる。
今目の前にいる人だって
急にいなくなるのだ
%

work 6

# 「自分は無能だ」「対処できない」「失敗ばかりだ」系のスキーマがある？

これらのスキーマは、自分の能力やパフォーマンスに関するスキーマです。「こうすればうまくできるよ」「自信をもっていいんだよ」というメッセージをもらい損ねた人は、このようなスキーマを持ちやすくなるようです。

【自分は無能だ。自分ひとりではまともにできない】（　　％）

【何かあったら、私は自分ひとりでは対処できない】（　　％）

【自分のやることなすこと失敗ばかり】（　　％）

【だからチャレンジしても無駄だし、誰かに頼って生きていくしかない】（　　％）

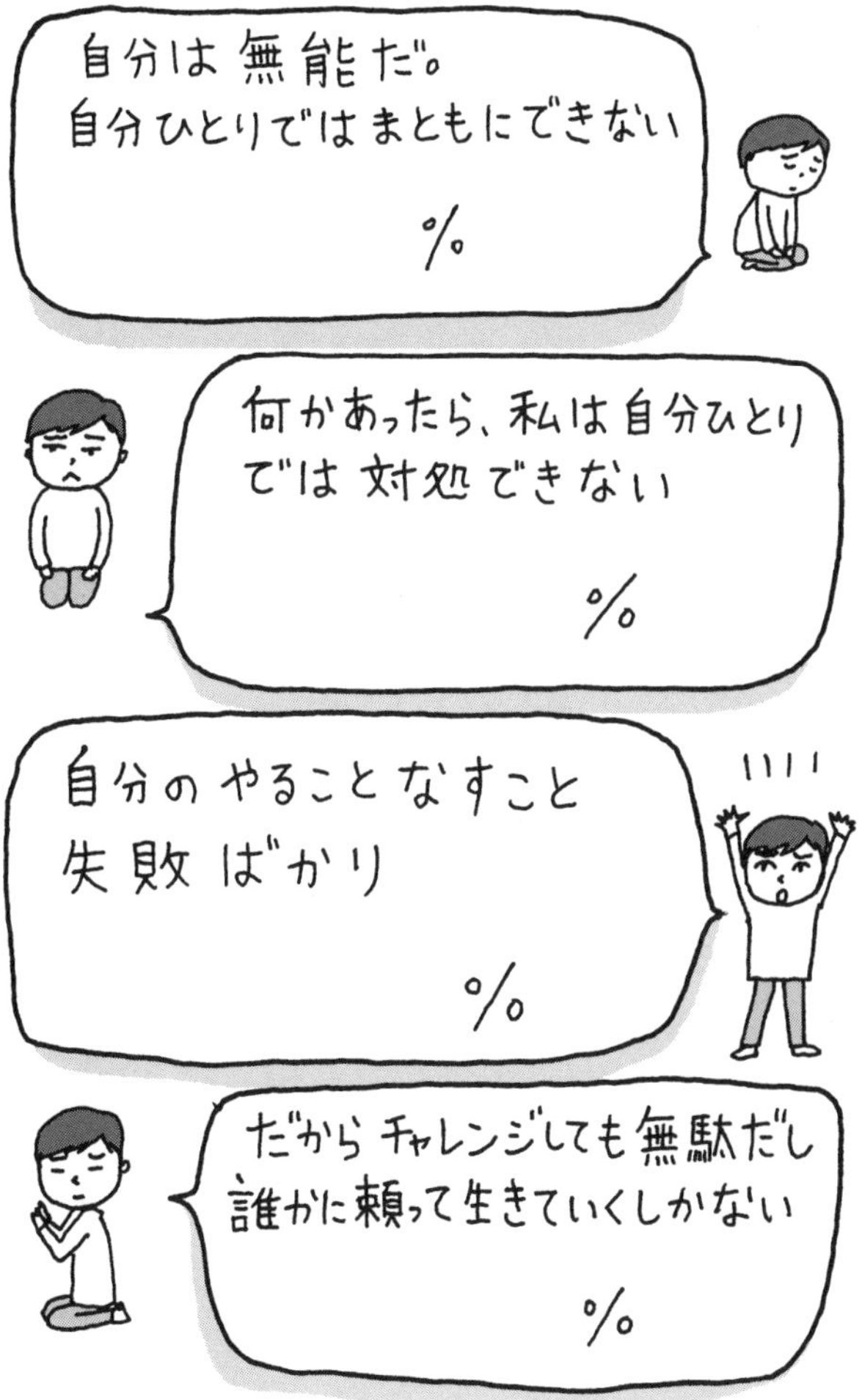
自分は無能だ。
自分ひとりではまともにできない
%
何かあったら、私は自分ひとりでは対処できない
%
自分のやることなすこと失敗ばかり
%
だからチャレンジしても無駄だし誰かに頼って生きていくしかない
%

work 7

## 「人の言いなり」「自分さえ我慢すれば」「人に尽くしてなんぼ」系のスキーマがある？

これらのスキーマは、自分の欲求や意思をおさえて他人に服従したり、他人の世話をしたりすることに関するものです。これらのスキーマを持っていると、我慢ばかりして、自分のことを後回しにしがちになってしまいます。

【ここにいさせてもらうためには、人の言いなりになるしかない】（　　%）

【自分さえ我慢すれば、物事はうまくいく】（　　%）

【人に尽くしてこそ自分の価値がある】（　　%）

【つらそうな人を見ると自分がつらくなるから、私がその人の面倒をみる】

（　　%）

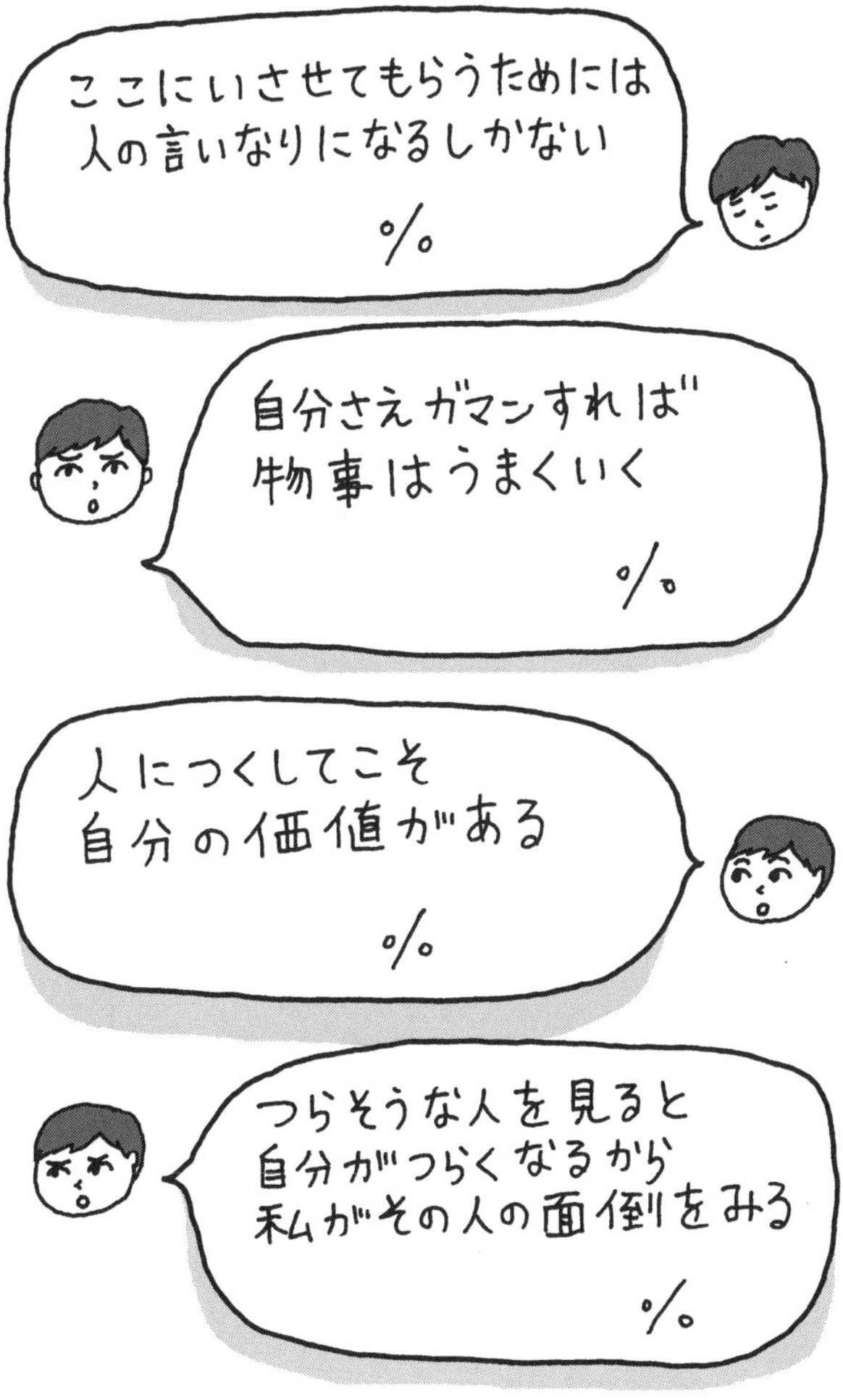
ここにいさせてもらうためには
人の言いなりになるしかない
%
自分さえガマンすれば
物事はうまくいく
%
人につくしてこそ
自分の価値がある
%
つらそうな人を見ると
自分がつらくなるから
私がその人の面倒をみる
%

work

# 8

## 「ちゃんとしなきゃ」「完璧であるべき」「楽しんではだめ」「感情は出しちゃだめ」系のスキーマがある？

これらのスキーマを持つ人は、この世はのびのびできる場ではなく、いつでも気を張って「とにかくちゃんとしていなければならない」と身構えています。心と身体が常に緊張しており、リラックスしたり楽しんだりすることが苦手です。

【いつもちゃんとしていないといけない】（　　　　％）

【自分はいつでも完璧であるべきだ。完璧でない自分は許せない】（　　　　％）

【楽しんではいけない。気を抜いてはいけない】（　　　　％）

【感情は出しちゃだめ。感じてもだめ。いつも理性的でいなければならない】

（　　　　％）

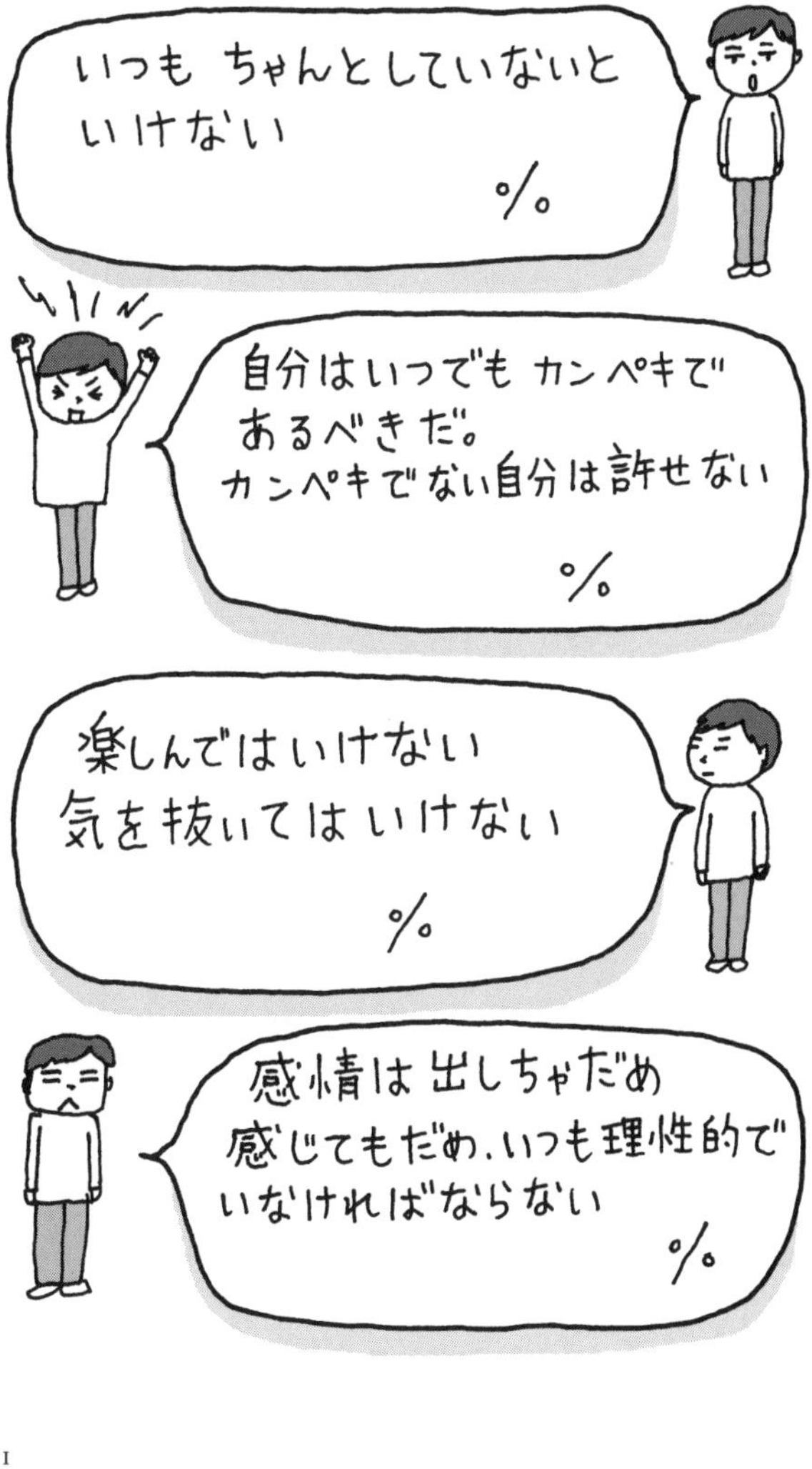
いつも ちゃんとしていないと いけない
%
自分はいつでも カンペキで あるべきだ。カンペキでない自分は許せない
%
楽しんではいけない 気を抜いてはいけない
%
感情は出しちゃだめ 感じてもだめ、いつも理性的でいなければならない
%

work 9

# 「とにかく評価されたい」「自分が一番じゃなきゃ嫌」「やりたいようにやりたい」「我慢は大嫌い！」系のスキーマがある？

これらのスキーマは、人から評価されたり、持ち上げられたりすることを求め、欲望のままに動きたい、というものです。周囲の人からは「オレ様」「女王様」「わがまま」と思われているかもしれませんね。

【とにかくみんなに評価されたい。目立ちたい。「すごい」と思われたい】（　　％）

【自分が一番じゃなきゃ嫌。みんなの上に立ちたい】（　　％）

【ルールに縛られず、とにかく自分のやりたいようにやりたい】（　　％）

【我慢するのは大っ嫌い！　我慢するのはとっても苦手！】（　　％）

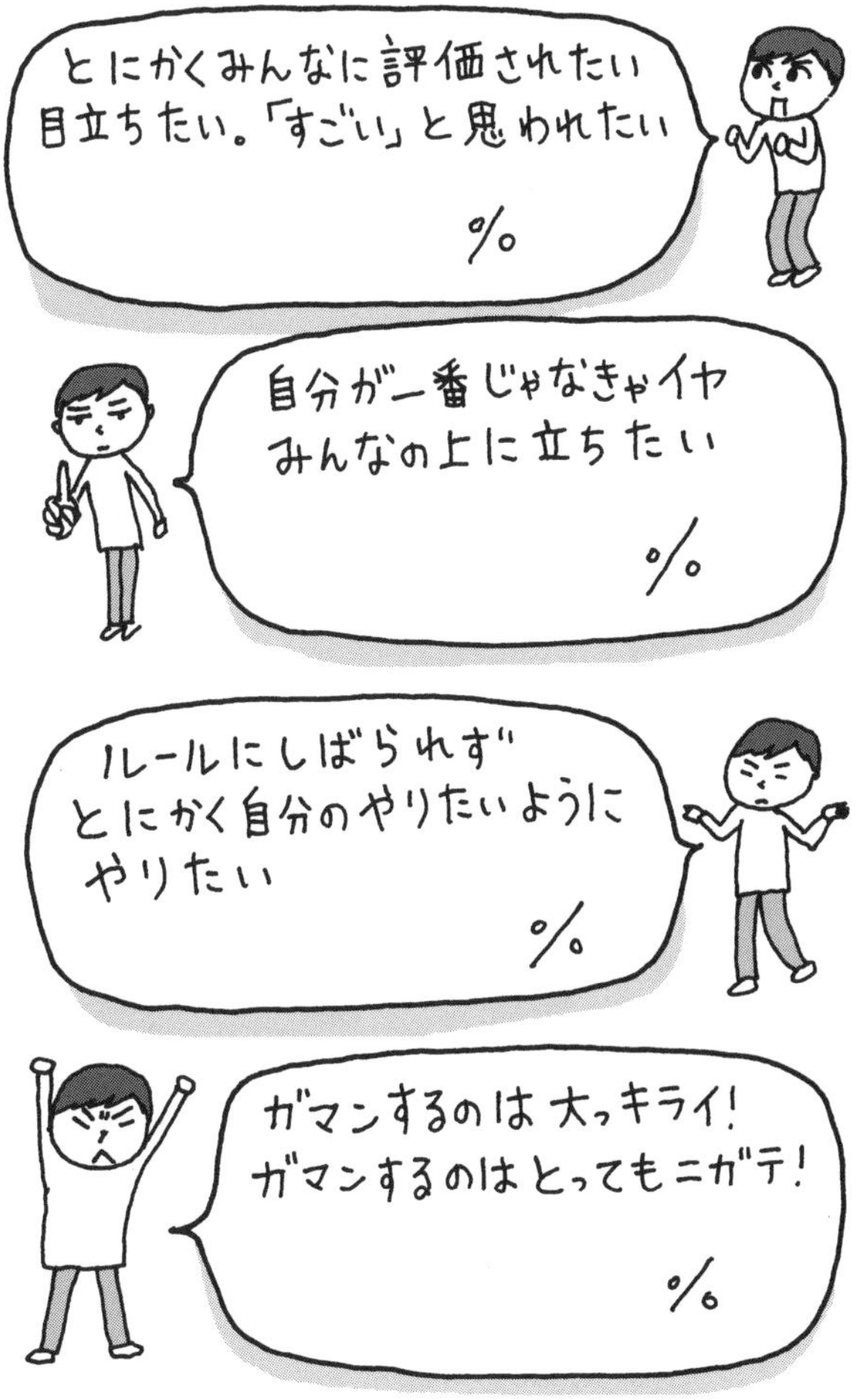
とにかくみんなに評価されたい
目立ちたい。「すごい」と思われたい
%
自分が一番じゃなきゃイヤ
みんなの上に立ちたい
%
ルールにしばられず
とにかく自分のやりたいように
やりたい
%
ガマンするのは大っキライ!
ガマンするのはとってもニガテ!
%

work 10

# ふだんから自分のスキーマに気づきを向ける

様々なスキーマをチェックしてみて、いかがでしたでしょうか？　誰でも、上に挙げたスキーマのいくつかは、多かれ少なかれ持っているものです。これらのスキーマがあなたの中にできてしまったのは、あなたのせいではありません。子ども時代や思春期における様々な傷つき体験や欲求が満たされなかった体験によって、また様々な人とのかかわりのなかで、結果的にあなたの中にそれらのスキーマが形成されてしまったのです。

ただ、ここで理解してもらいたいのは、「スキーマはこの世の真実じゃない！」ということです。これは私たちのなかに植えつけられた「思い」にすぎません。スキーマは私たちの心の中の深い部分に植えつけられているから、いかにも真実のように私たちは感じてしまいますが、実は真実ではないのです。そういう「思い」があるにすぎないのです。あなたが「自分はダメ人間だ」と深く思っているからといって、あなたが本当に人間としてダメなのか、というと決してそうではありません。

実はスキーマはふだんの生活のなかで、しょっちゅう頭をもたげ、あなたにつらい思いをさせたり、様々なストレス反応をもたらしたり、自分を大事にしない行動をとらせたりします。ですので、ふだんの生活でつらい思いをしたり、様々なストレス反応に気づいたり、いただけない行動を取ったりしているときは、「ひょっとして、今、スキーマが出てきている？」と思って、チェックしてみてください。

そして「ああ、今『自分さえ我慢すれば』というスキーマが出てきているな」「『ちゃんとしていなきゃ』というスキーマが発動しているな」というように、スキーマに気づいてください。そして「ああ、でも、スキーマというのは真実じゃないんだ。自分の思いにすぎないんだ」と思うようにしてみてください。これを続けるだけで、スキーマの呪縛から少しずつ解放されていきます。

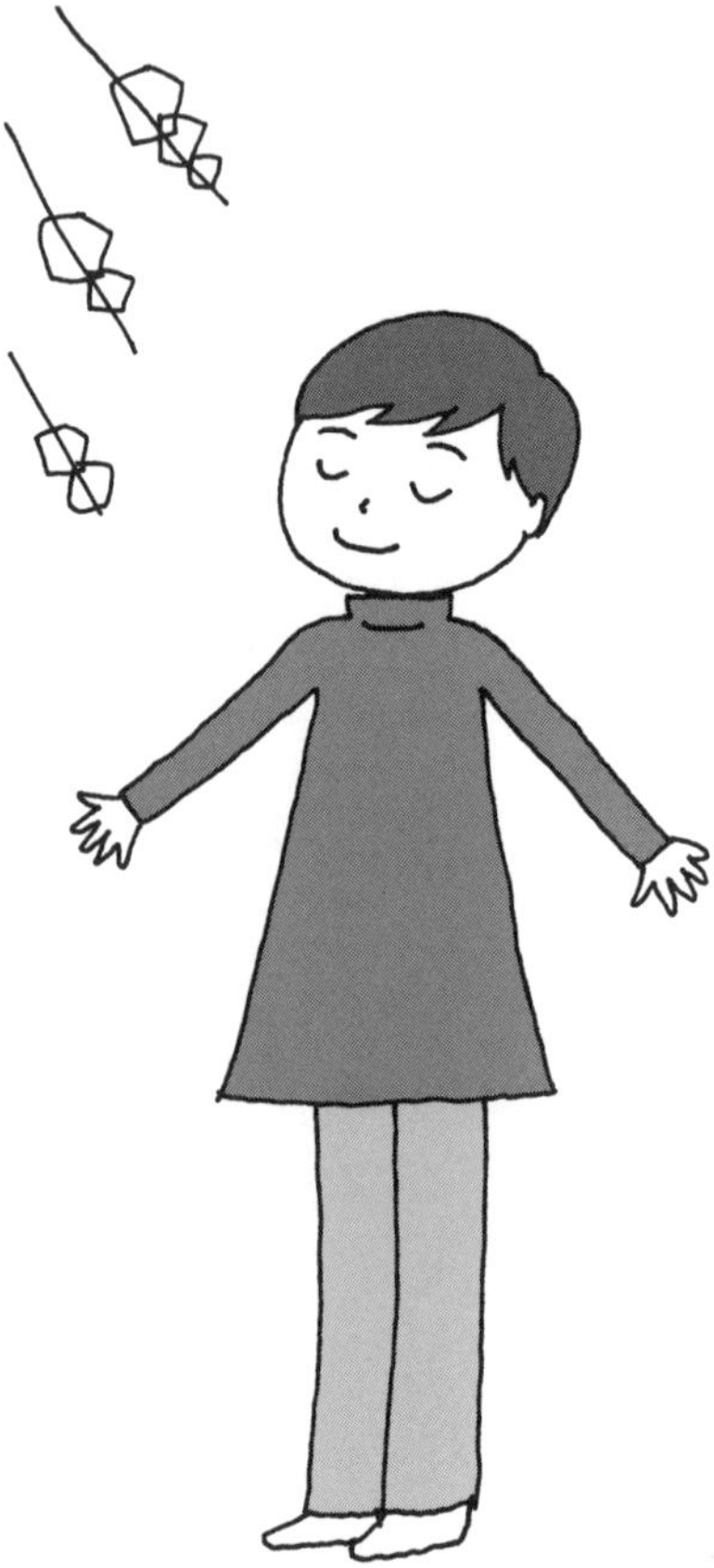

# 第9章

# 「呪いのことば」から「希望のことば」へ

## 解説

第8章で明らかになった「生きづらさ」に関するスキーマとは、「呪いのことば」のようなものです。あなたの中に生きづらさにつながるスキーマができてしまったのは、あなたのせいではありません。様々な環境や対人関係のなかで、スキーマが勝手に形成されてしまったのです。あなたに何の責任もありません。

しかし、自分の中にできてしまったスキーマ、すなわち「呪いのことば」をそのままうのみにして生きていくのか、「呪いのことば」から自分を解放して生きていくのか、私たちは選ぶことができます。「呪いのことば」にとらわれて生きていく必要はないのです。

スキーマが「呪いのことば」をあなたに向けて発することに気がつい

# 第9章
# 「呪いのことば」から「希望のことば」へ

たら、そのことばから自分を解放し、より自分を楽に、幸せにしてくれる「希望のことば」を手に入れましょう。第9章では、「呪いのことば」を手放し、「希望のことば」を新たに手に入れるための、さまざまなワークをご紹介します。

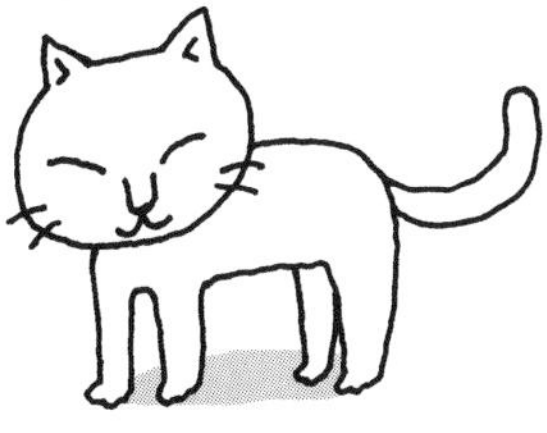

work 1

# 「呪いのことば」にその場で気づく

まずはスキーマが発する「呪いのことば」に、その場で気づけるようになる必要があります。すでに第8章の10個のワークで、「ふだんからスキーマに気づきを向ける」ことができるようになっていれば、これはそんなに難しいことではありませんね。スキーマが発動し、それが「呪いのことば」となってあなたを攻撃してきたら、そのことばをうのみにするのではなく、「あ、今、スキーマが発動した！　これは【呪いのことば】だ。うのみにする必要はない」と気を確かに持つよう、自分に言い聞かせましょう。

たとえば、「自分はダメだ。自分なんかいないほうがいいんだ！」という自動思考と、それに伴う気持ちの落ち込みに気づいた瞬間に、それらの自動思考や気分・感情にひたるのではなく、「あ、これはスキーマだ！　【自分はダメ人間だ】【自分は無能だ】という二つのスキーマが発動しているぞ！　スキーマが私に【呪いのことば】を向けてきているぞ！　うのみにしてはいけない！　これらは【呪い】なんだ！」と、気を確かにするのです。

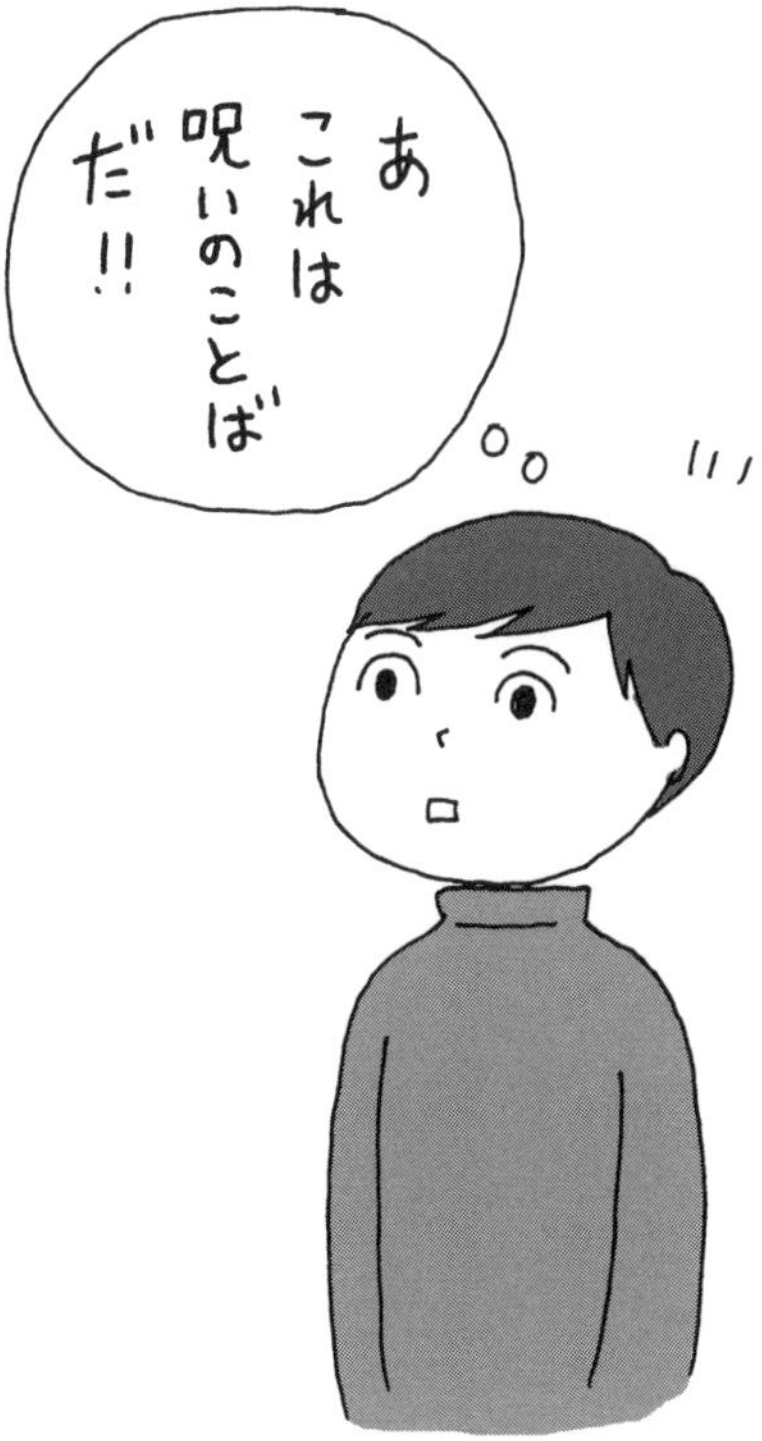

work 2

# 「呪いのことば」にこそ、マインドフルネスを実践する

第6章で取り組んでもらった、自動思考や気分・感情に対するマインドフルネスのワークをここで実施することができます。スキーマから発せられた「呪いのことば」に気づいたら、たとえばその言葉ごと、川を流れる葉っぱに乗せたり、タンポポの綿毛に見立ててフーっと吹き散らしたり、うんことみなしてトイレのレバーを押してさよならしたり、あるいは「呪いのことば」によって生じる様々なつらい感情を、お腹の中にいる小さな子どもに見立てて受け止めたり、「呪いのことば」によって揺らぐ心を、海と波のイメージとしてそのまま眺めてみたり……。「呪いのことば」に巻き込まれるのではなく、マインドフルネスの対象として、こちらから眺めてやるのです。

第9章

# 「呪いのことば」から「希望のことば」へ

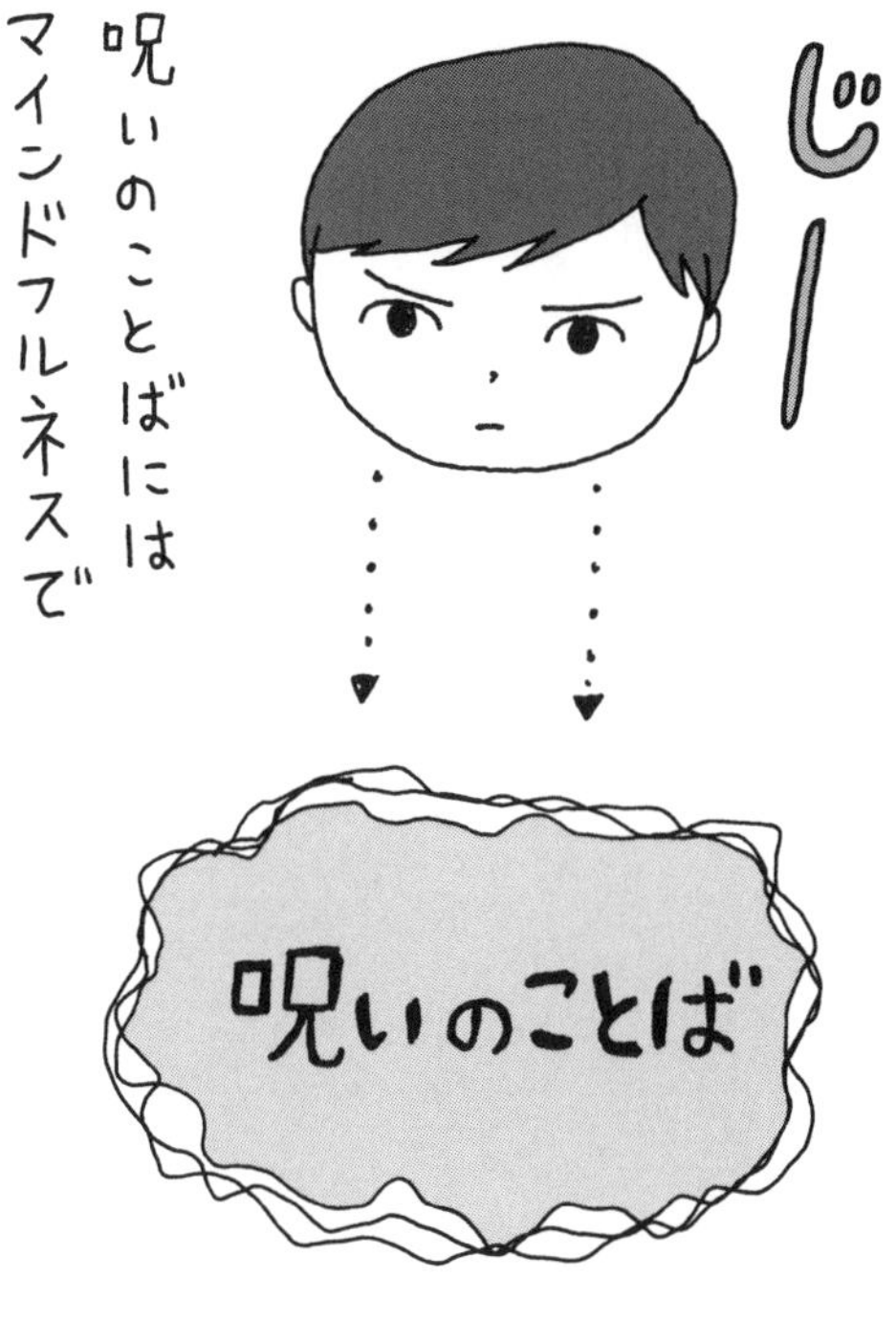
じー
呪いのことばには
マインドフルネスで
呪いのことば

work 3

# 「呪いのことば」を紙に書き、くしゃくしゃにして捨てる

コピー用紙やメモ紙に「呪いのことば」を書きつけましょう。わざときたない字で書くといいです。そうしたら、その紙をくしゃくしゃに丸めて、ごみ箱にポイっと捨ててしまいます。燃やしてしまってもいいですね(火事に気をつけて!)。あるいはその紙をビリビリに細かくちぎって捨ててもいいでしょう。そうやって「呪いのことば」にさよならするのです。このワークは繰り返し行う必要があります。「呪いのことば」に襲われるたびに、紙に書いて捨てる、ということを何度も何度も繰り返しましょう。

紙に書き
ちゃんとしなきゃ
くしゃ
くしゃ
丸めて捨てよう
ポイッ

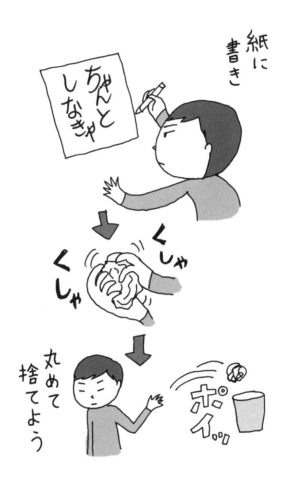

work 4

# 「呪いのことば」をうのみにして生きていくつらさを想像する

「呪いのことば」は「呪い」であるからこそ、それが出てくると、どうしても私たちは持っていかれてしまいます。一度持っていかれると、「呪いのことば」が真実であるかのように感じてしまいます。たとえば【自分さえ我慢すれば、物事はうまくいく】というスキーマが、「呪いのことば」として登場し、それに持っていかれてしまうと、「だって本当にそうなんだもの」「実際ずっと私はそうやって生きてきたし」「だからやっぱりこれからも自分が我慢して、やりすごすしかないよね」と、「呪いのことば」がその通りであるかのように、ついつい感じてしまいます。おそるべし、呪い！

だからこそ、私たちは想像してみる必要があります。「呪いのことば」をうの

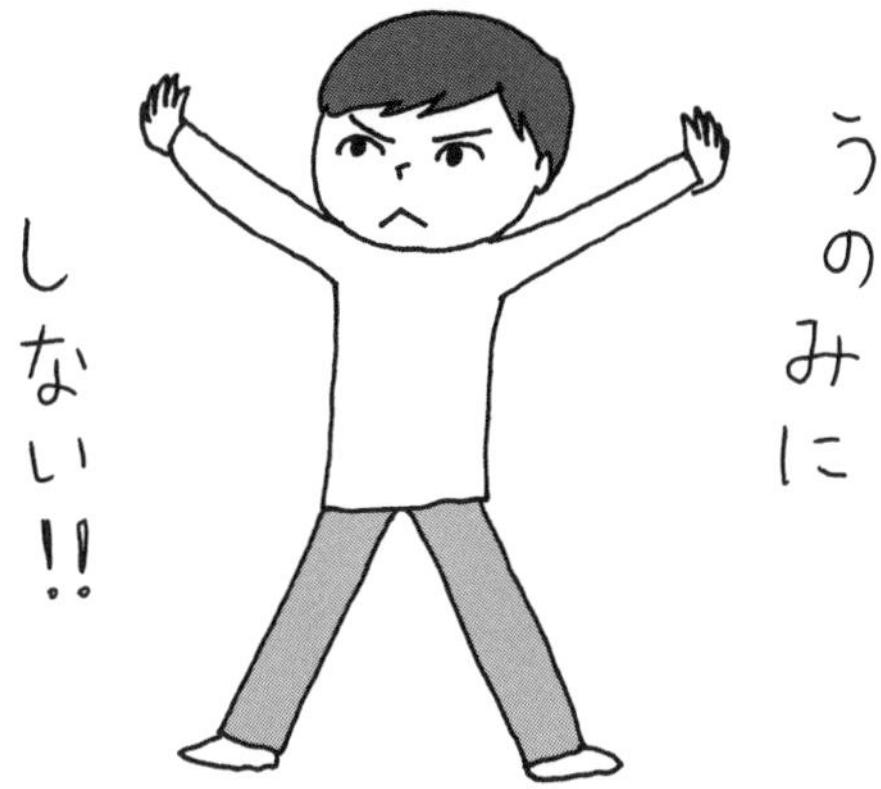


みにして生きていく未来を。【自分さえ我慢すれば、物事はうまくいく】ということばを信じて生きていって、自分にどんないいことがあるでしょう? 本当に自分はそれで幸せになれるんでしょうか?「呪いのことば」にとらわれている自分が、未来の自分を幸せにしてあげられるのでしょうか?……答えは明らかですよね。

なので、「呪いのことば」が出てきて、それがいかにも真実であるかのように感じてしまったら、そこで「呪いのことば」を信じて生きていくことのつらさをはっきりと自覚し、我に返りましょう。私たちは「呪いのことば」をうのみにして生きていく必要は全くないのです!

work 5

# 「呪いのことば」に反論する

自分の心に巣食う「呪いのことば」に反論をしてみましょう。反論は力強く行う必要があります。たとえば、【誰も私のことをわかってくれない】に対しては、【いやいや、そんなことないでしょう。中学校のときに仲がよかったサクラちゃんとはわかりあえていた。サクラちゃんのような人ときっとまた出会えるよ！】とか、【自分のやることなすこと失敗ばかり】に対しては、【「失敗ばかり」は言い過ぎでしょう！　生きていれば誰だってときには失敗する。だけどすべてが失敗と考えるのはおかしいでしょう。今日だってちゃんとゴミ出しして、洗濯して、仕事に行ったじゃん。それ、別に失敗じゃないし】とか、【自分さえ我慢すれば、物事はうまくいく】に対しては、【その考え方、おかしくない？　自分ばかりが

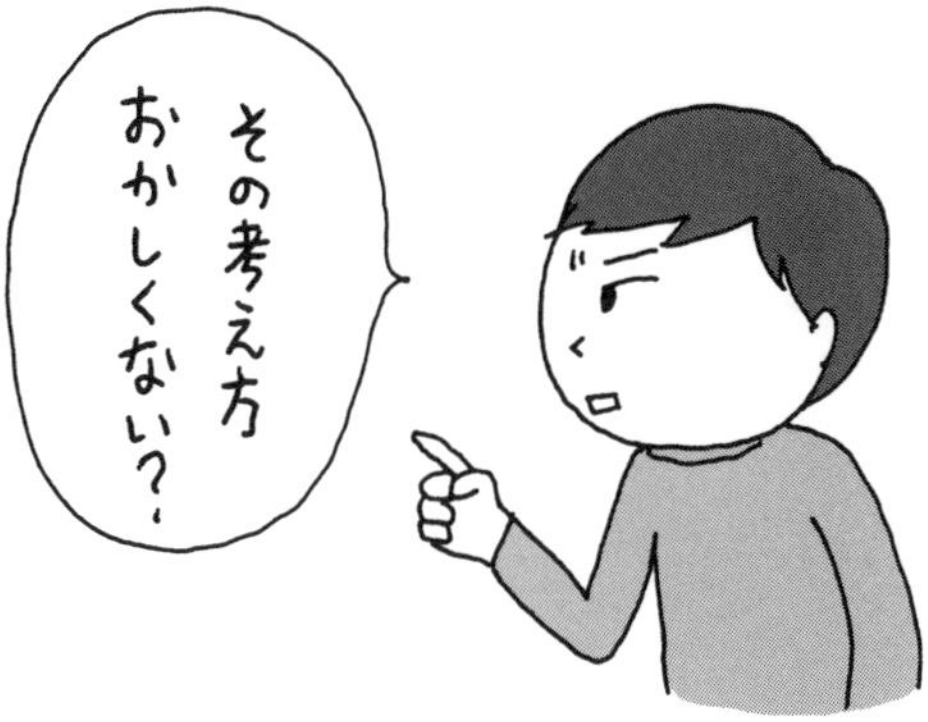


我慢するなんて、不公平じゃん。ときには我慢も必要かもしれないけど、いつも自分が我慢するなんて、絶対におかしい。むしろ今まで我慢してきたぶん、これからは我慢なんかしなくていいんじゃね?】とか。

　これらの反論は、必ず紙に書くとか、スマホにメモするとか、外在化しておきましょう。最初は無理やりな、あるいはぎこちない反論になるかもしれません。それでもいいのです。とにかく「呪いのことば」に反論する、という行為自体に意味があります。そのうち、より説得力のある反論ができるようになっていくので、とにかく、無理やりにでも、ぎこちなくても、「反論する」という習慣を身につけましょう。

work 6

## 「健全な誰か」と呪いについて話してみよう

あなたの周りに、普通の話が普通にできる人、すなわち「健全な誰か」がいたら、あなたにまとわりつく「呪いのことば」について、聞いてみることができます。

「実は私には、こういう呪いのことばがあって、そのことばが出てくると、ついうのみにして、つらくなってしまうんだけど、どう思う?」「呪いのことばだから、呪いを解くために反論したいのだけれど、自分ひとりだとそれがとても難しいから手伝ってほしい」などなど。

普通に健全な人であれば、あなたが「呪いのことば」から解放されたり、それに反論したりするのを、手伝ってくれることでしょう。

第9章

# 「呪いのことば」から「希望のことば」へ

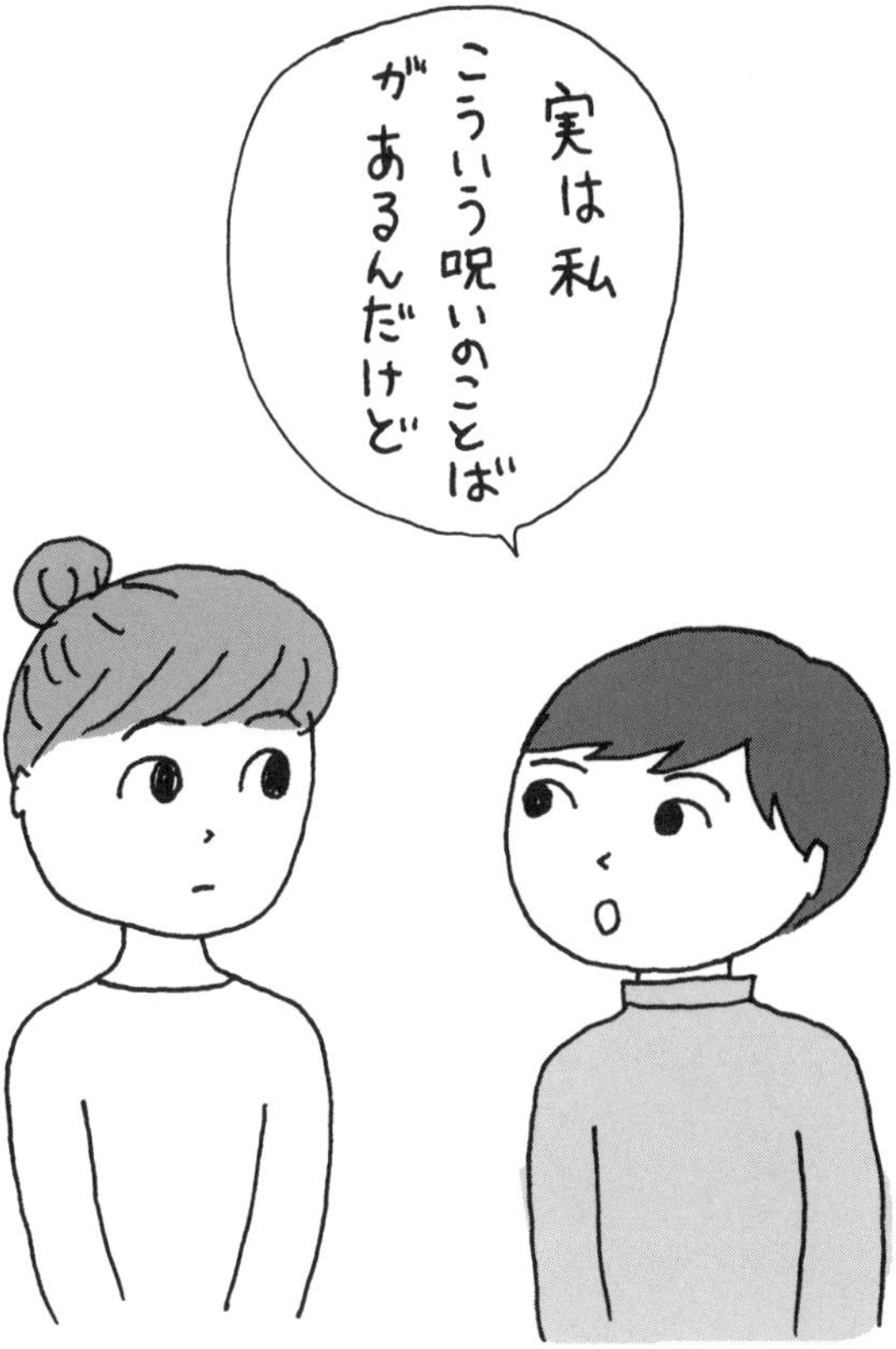
実は私
こういう呪いのことば
があるんだけど

work 7

# 「健全な誰か」に助けてもらうイメージをする

今現在、「健全な誰か」と直接話ができない状況であれば、イメージを使いましょう。イメージのなかに、「健全な誰か」に登場してもらい、「この人だったら、私のこの【呪いのことば】に対して、どんなふうに反論してくれるかなあ」と想像するのです。

この場合の「健全な誰か」は、直接的な知り合いや友人だけである必要はありません。たとえば、もう亡くなっている人（小さいときにあなたをかわいがってくれたおばあちゃん、とか）、尊敬する人や著名人（私は登山家の山野井妙子さんをよくイメージします。気になる人はググってください！）、アニメや漫画のキャラクターとか（私は断然、バカボンのパパ！）、誰でも構いません。自分を助けてくれる誰かをイメージして、「呪いのことば」から自分を救ってもらうのです。

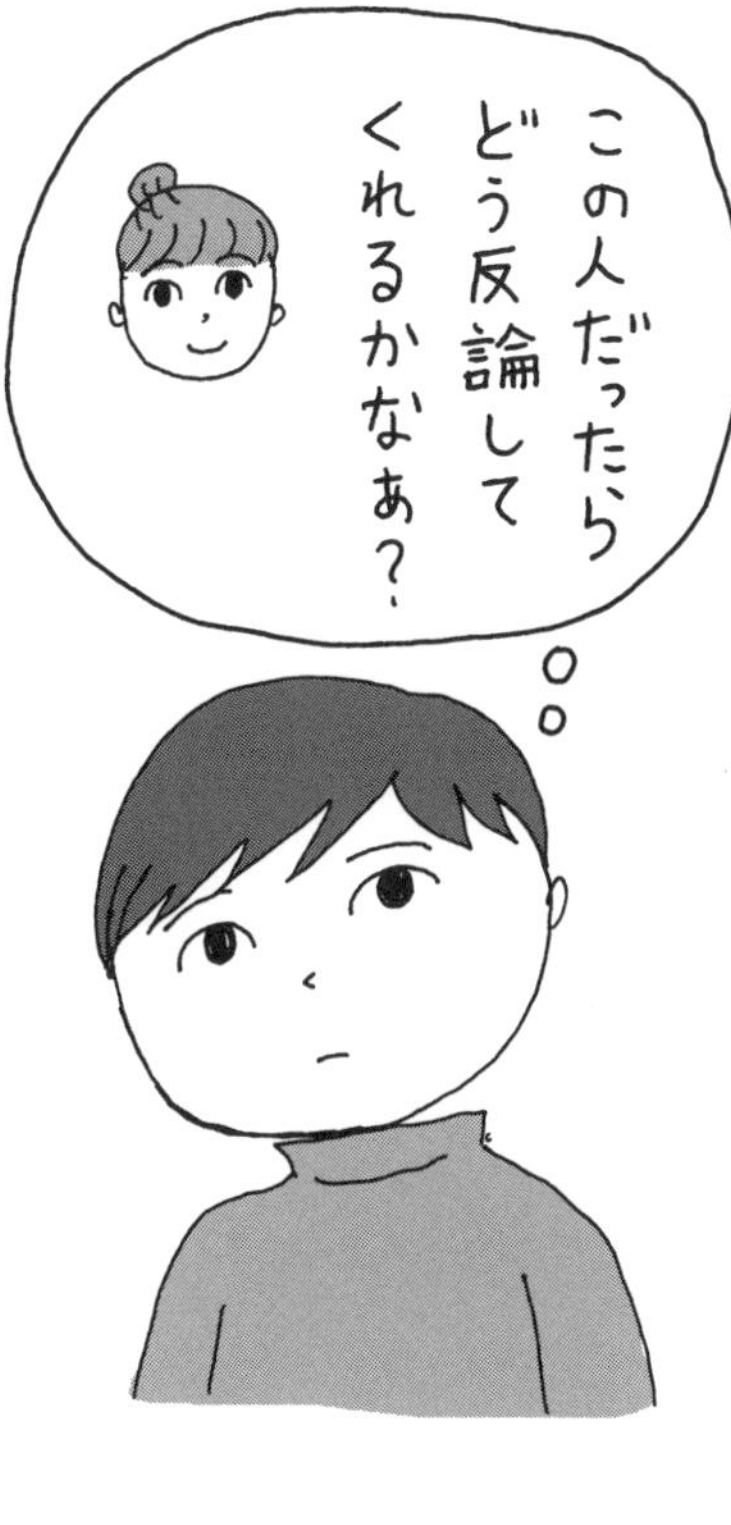

work

# 8

## 「希望のことば」を創り出す

これまでのワークを通じて、あなたの中には、「呪いのことば」とは異なることば、すなわち、「呪いのことば」からあなたを解放したり、「呪いのことば」に反論したり、「呪いのことば」に持っていかれそうになったあなたを助け出したりする、様々な「ことば」を手に入れていることでしょう。それらを一続きの「希望のことば」としてまとめてみましょう。

【例】【私は自分を大事にしながら生きていくことにした】【私には幸せに生きる権利がある】【もっと自由な心をもって、のびのびと生きていこう】【私を大事にしてくれる人を見つけ、そういう人と共に私は生きていく】【もっと楽しんでいいんだ。完璧を目指すのはやめよう】【心配しなくて大丈夫。なるようにしかならないのだから】などなど。

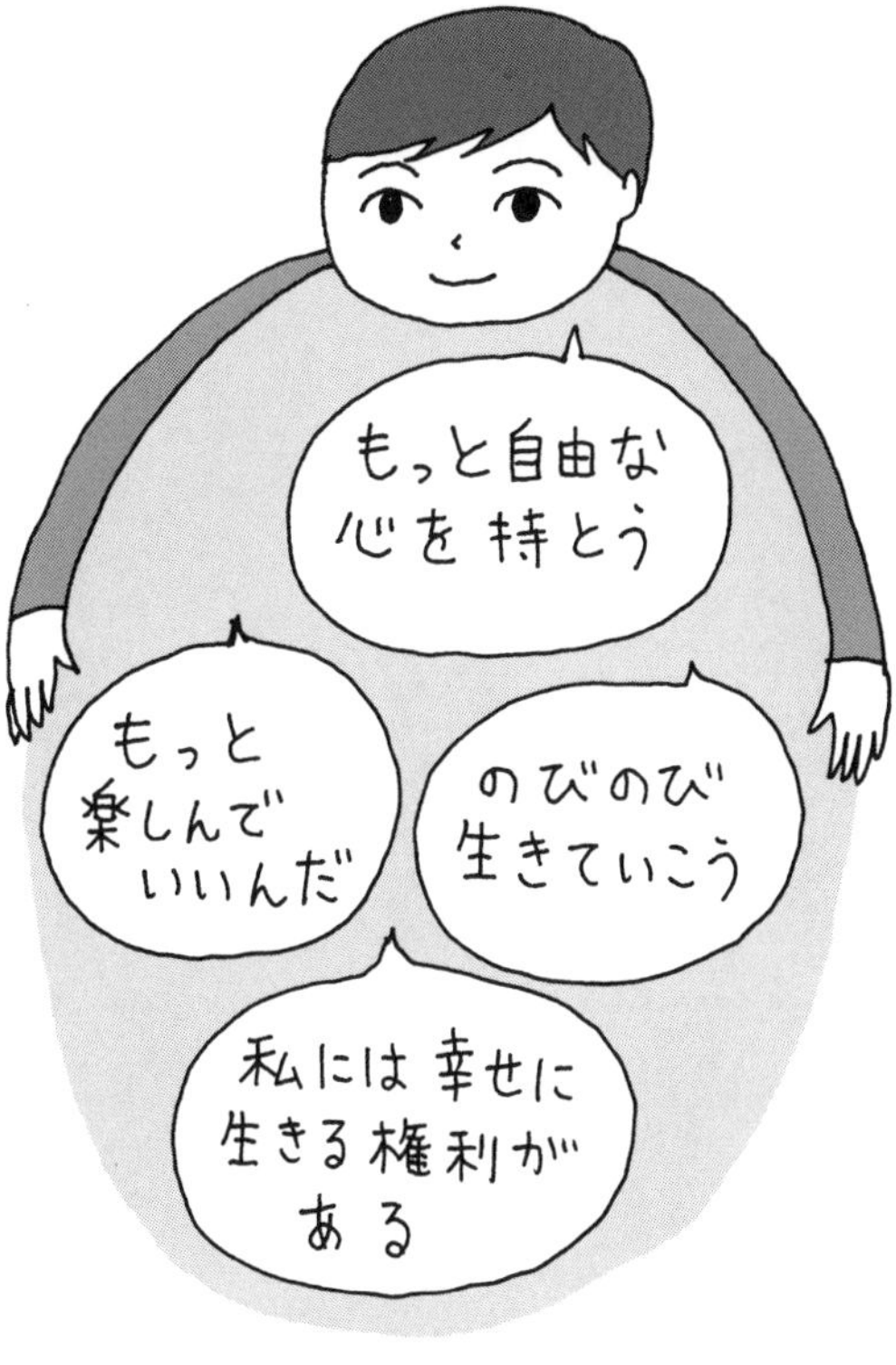
もっと自由な
心を持とう
もっと
楽しんで
いいんだ
のびのび
生きていこう
私には幸せに
生きる権利が
ある

work 9

# 「希望のことば」を持ち歩く

ワーク8で創った「希望のことば」は、もちろん外在化しますが、「希望のことば」に限っては、ただシンプルにメモ帳に書くとか、スマホに入力するのではなく、【きれいなカードを買って、そこに丁寧に書いて、かわいいシールを貼る】とか、【スマホで撮ったお気に入りの写真に「希望のことば」を添える】とか、いつもより特別感のある外在化をしてみましょう。

そしてその「希望のことば」を常に持ち歩き、「呪いのことば」が出そうになったその瞬間に、「希望のことば」を取り出し、自分自身に対して、しっかりと「希望のことば」を言ってあげるのです。可能であれば、ただ読むだけでなく、声に出して言ってみると、なお効果的です。

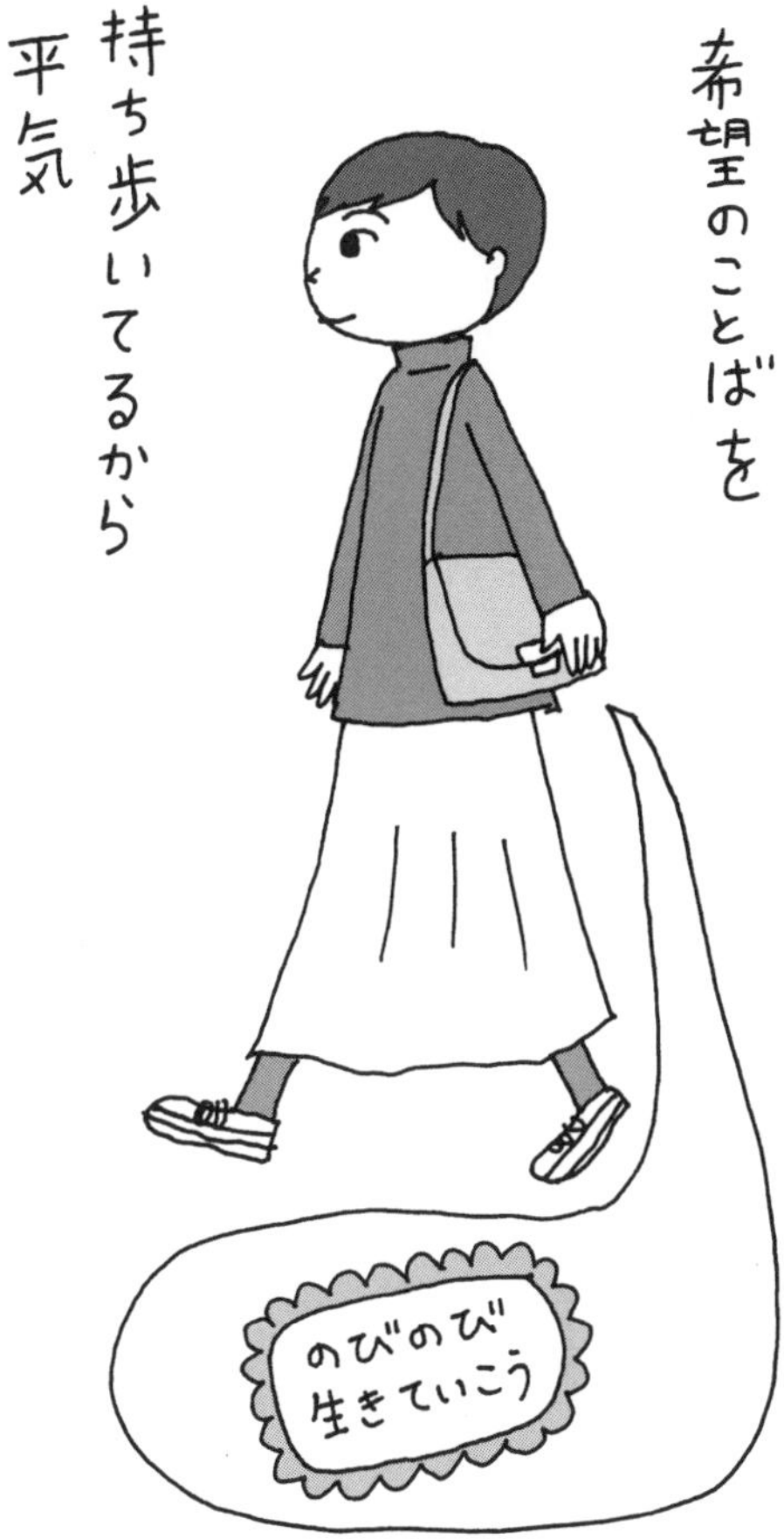
希望のことばを
持ち歩いてるから
平気
のびのび
生きていこう

work

# 10

## 「希望のことば」を持つ人として行動し、人と関わる

「呪いのことば」から自分を解放し、「希望のことば」を持ち歩き、つねにそれを自分に言えるようになったら、次は行動を変えてみましょう。「希望のことば」を持つ人として、振る舞い、行動し、人と関わるのです。

たとえば【私はダメ人間で、生きる資格がない】（呪いのことば）を持つ人と、【私には幸せに生きる権利がある】（希望のことば）を持つ人とでは、その振る舞い方が全く違うだろう、ということは容易に想像できますね。

後者（「希望のことば」を持つ人）であれば、自分を大事にする行動、やりたいことをする行動、健全に自己主張する行動をとることができるでしょう。【もっと楽しんでいいんだ。完璧を目指すのはやめよう】（希望のことば）を持つ人で

あれば、ものごとを完璧に行うことに時間をかけるのではなく、楽しんだりリラックスしたりすることに時間をかけることができるでしょう。人生を楽しんでいる人として、周りの人たちと関わることができるでしょう。

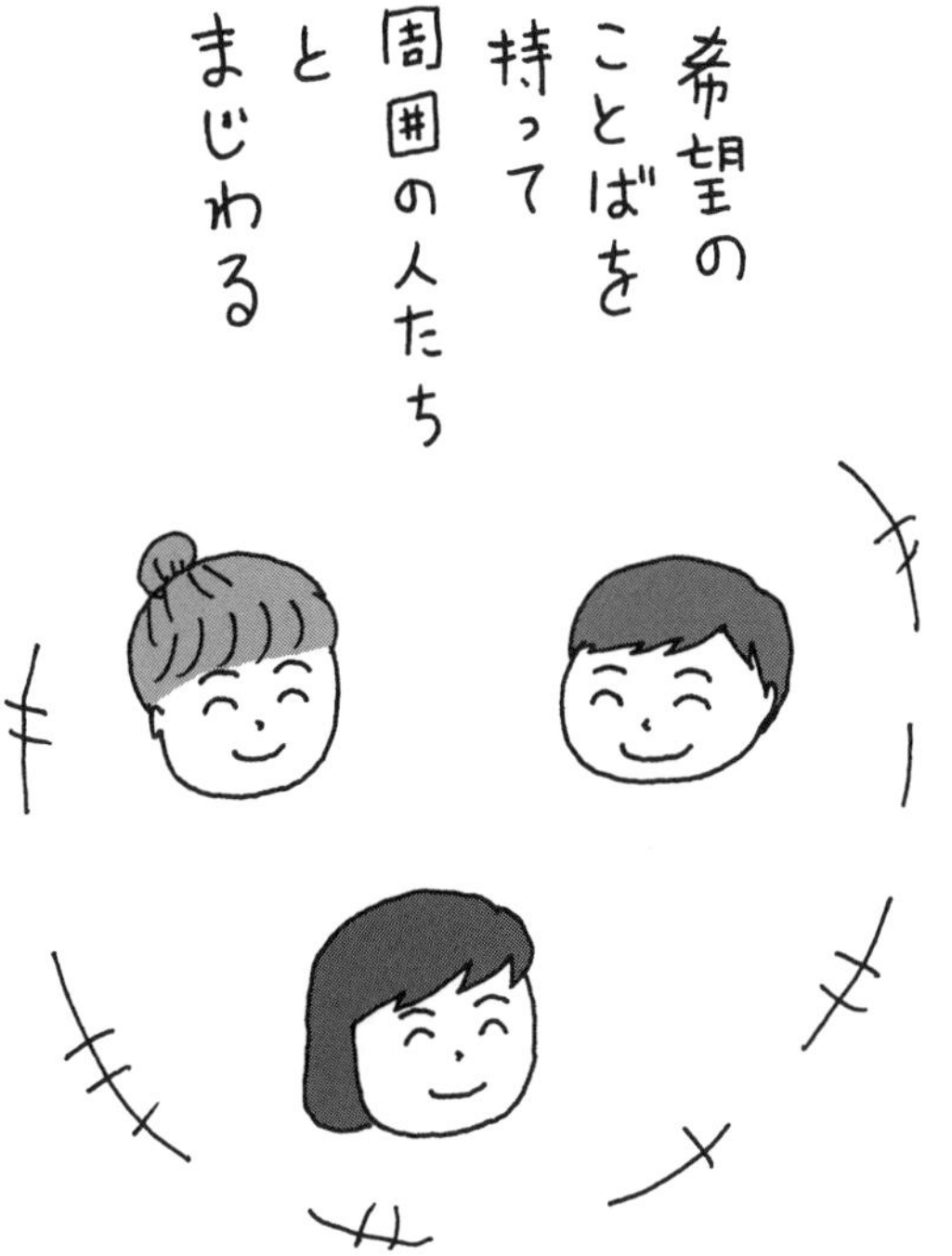
希望の
ことばを
持って
周囲の人たち
と
まじわる

# 第10章

# 「内なるチャイルド」を守り、癒す

## 解説

スキーマ療法では、「内なるチャイルド」という考え方があります。私たちが小さかったころ、様々な「傷つき体験」「欲求が満たされなかった体験」があったせいで、私たちの心の中に様々なスキーマができてしまいました。つまり私たちの「チャイルド」が傷ついた結果として、スキーマができたのです。

前にも書いたように、そのこと自体について私たち自身に責任はありません。しかし「呪いのことば」を解いて、「希望のことば」を獲得することができるのと同様に、自分の中の「内なるチャイルド」の傷つきを癒したり、「内なるチャイルド」の欲求を満たしたりすることを、私たちは学ぶことができます。この最後の第10章では、あなたがあなた自

第10章

# 「内なるチャイルド」を守り、癒す

自身の「内なるチャイルド」とつながり、チャイルドをケアしたり幸せにしたりするためのワークを紹介します。

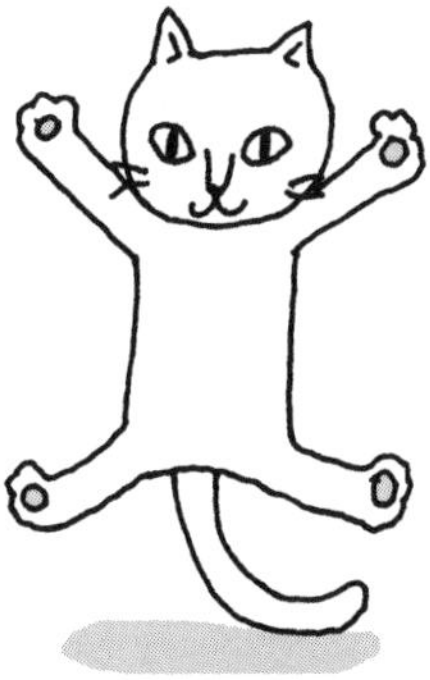

work 1

# いくつになっても「内なるチャイルド」がいることを知る

「子どもから大人になる」というのは、その人のなかの子どもがいなくなるのではありません。その人のなかにはいつまでも子ども的な存在（それを本書では「チャイルド」と呼びます）がいて、その子どもを適切にケアできる大人が形成されることを、「大人になる」というのです。つまり、人間は何歳になっても、その人のなかに「チャイルド」がいる、ということになります。まずそのことを知ってください。第6章ワーク6に少し触れたように、あなたの中には、いつでも「内なるチャイルド」がいるのです。

第 10 章

# 「内なるチャイルド」を守り、癒す

自分のなかに内なるチャイルドがいる

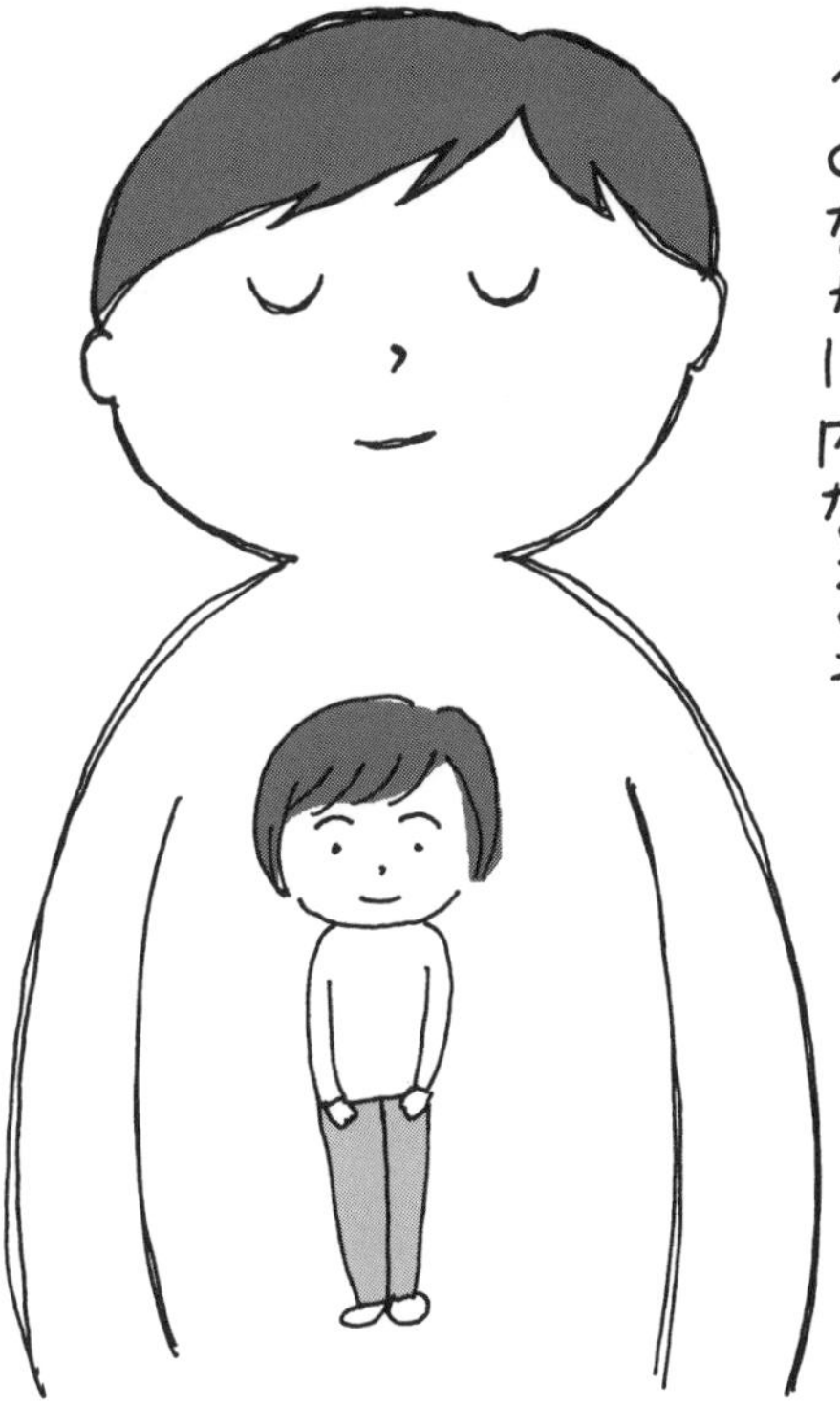

work 2

# 「内なるチャイルド」に名前をつける

チャイルドに名前をつけましょう。多くの人は、ご自分の名前、あるいは名前の一部をとって、そこに「……ちゃん」とか「……君」をつけて、チャイルドの名前にするようです。

たとえば、私のファーストネームは「絵美」で、私は「内なるチャイルドモード」には「えみちゃん」と名づけています（チャイルドなので、ひらがなにしました）。「花子さん」なら、「はなちゃん」とか「はあちゃん」、「太郎さん」なら、「たろちゃん」とか「たろうくん」とか「たーくん」とか、名づけられますね。

もし自分の名前（ファーストネーム）が好きでないのならば（好きでなくても全く構いません）、「内なるチャイルド」の名前を新たに作ってしまいましょう。「内なるチャイルド」は、どういう名前で呼んでもらいたがっているでしょうか？そんなことを想像しながら、名前をつけてみてください。なお、名前は後で変えることができます。一度、名前をつけてみて、今一つしっくりこなかったら、改名すればよいのです。

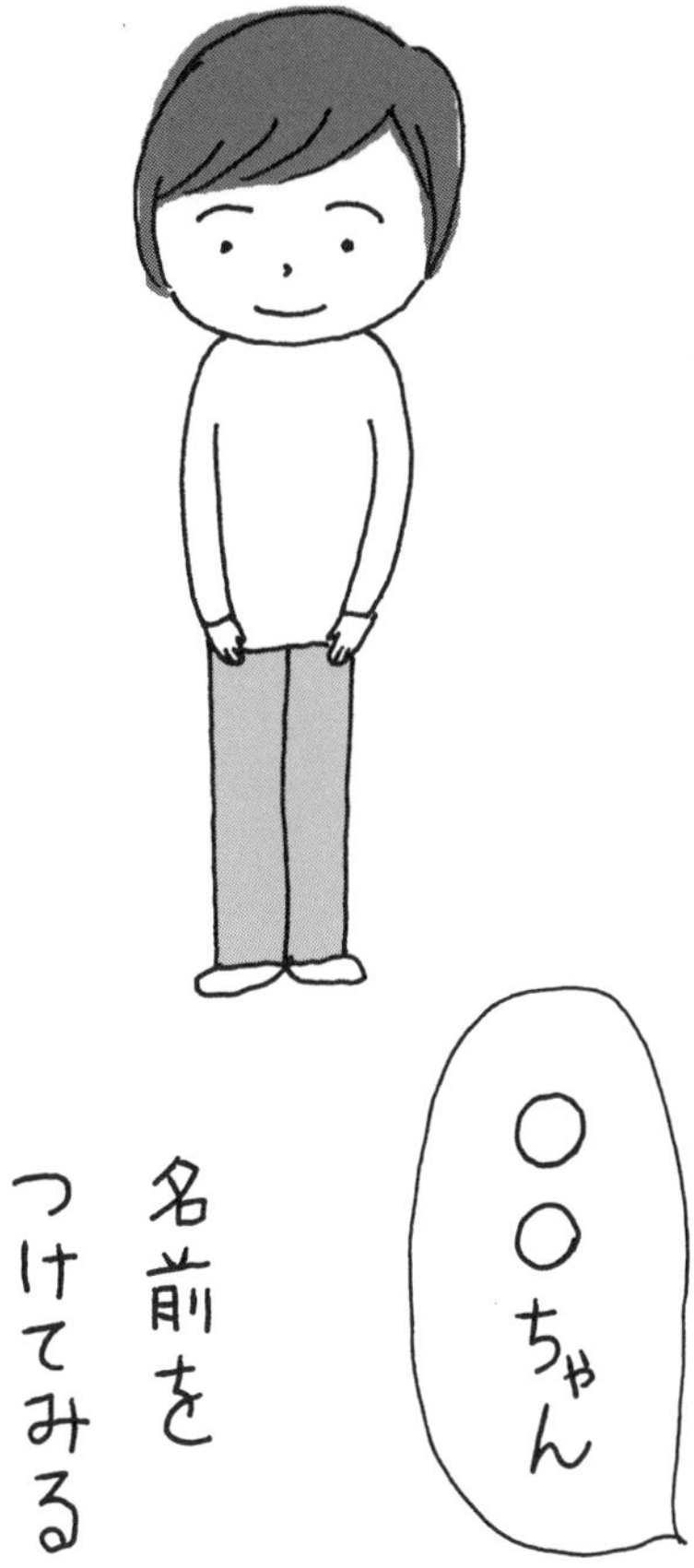

work 3

# 「内なるチャイルド」の名前を呼び、応答してもらう

「内なるチャイルド」は、あなたの心身のどこかにいます。実はあなたにその名前を呼んでもらうことを待っています。そこで、あなたはワーク2で命名したチャイルドの名前を、声に出して、呼んでみましょう。優しく、心をこめて、本当に子どもに話しかけるように、呼んでみるのです。

私なら、「えみちゃん……?」「えみちゃん、聞こえる?」「えみちゃん、どこにいるの?……聞こえたら、応えてちょうだい」などと、呼びかけます。……どうでしょうか? 「内なるチャイルド」はその呼びかけに応じてくれるでしょうか?

最初は、「内なるチャイルド」が警戒して、なかなか応じてくれないことも多々

あるので、何も反応がなくても気にしないでください。気にせず、折に触れて、「……ちゃん？」「……くん？」と呼びかけを続けてください。そのうち応えてくれるようになります。

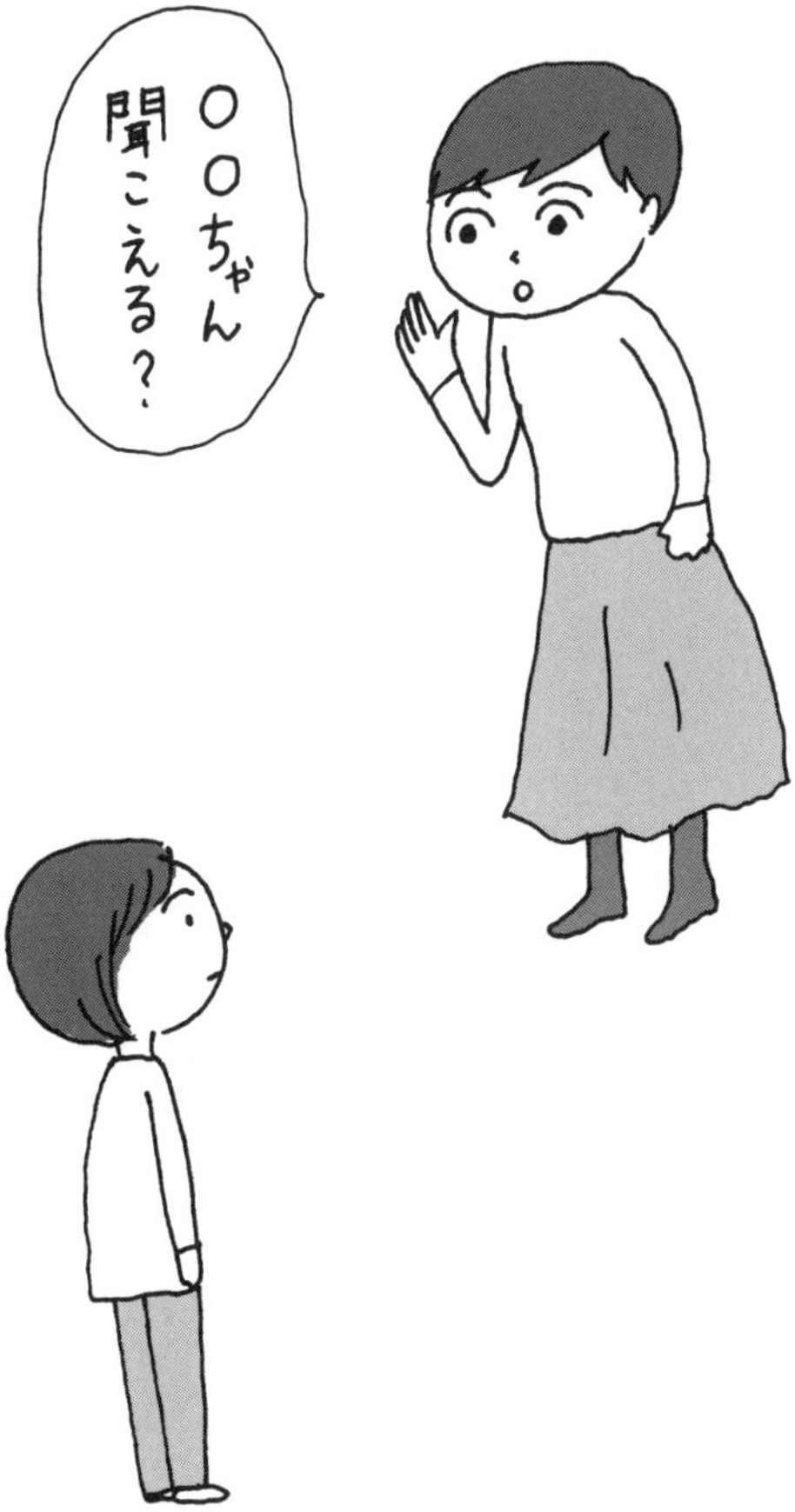

work

# 4

# 「内なるチャイルド」に日々、話しかける

「内なるチャイルド」の名前を呼びかけられるようになったら、今度は、日々、話しかけるようにしましょう。朝起きたら、「……ちゃん、おはよう」とあいさつします。朝に飲むオレンジジュースがおいしかったら、「……くん、ジュースがおいしいね！」と話しかけます。外出して、天気がよかったら、「……ちゃん、今日はいいお天気だね」と話しかけ、雨が降っていたら、「……くん、今日は雨が降っているね。ほら、雨音が聞こえるでしょ？」と話しかけます。

お昼ごはんを食べるときには、「内なるチャイルド」と一緒にメニューを眺め、「……ちゃん、お昼は何を食べようか？」と声をかけます。おやつにアイスクリームを食べながら、「……くん、アイス、おいしいね！」と話しかけます。

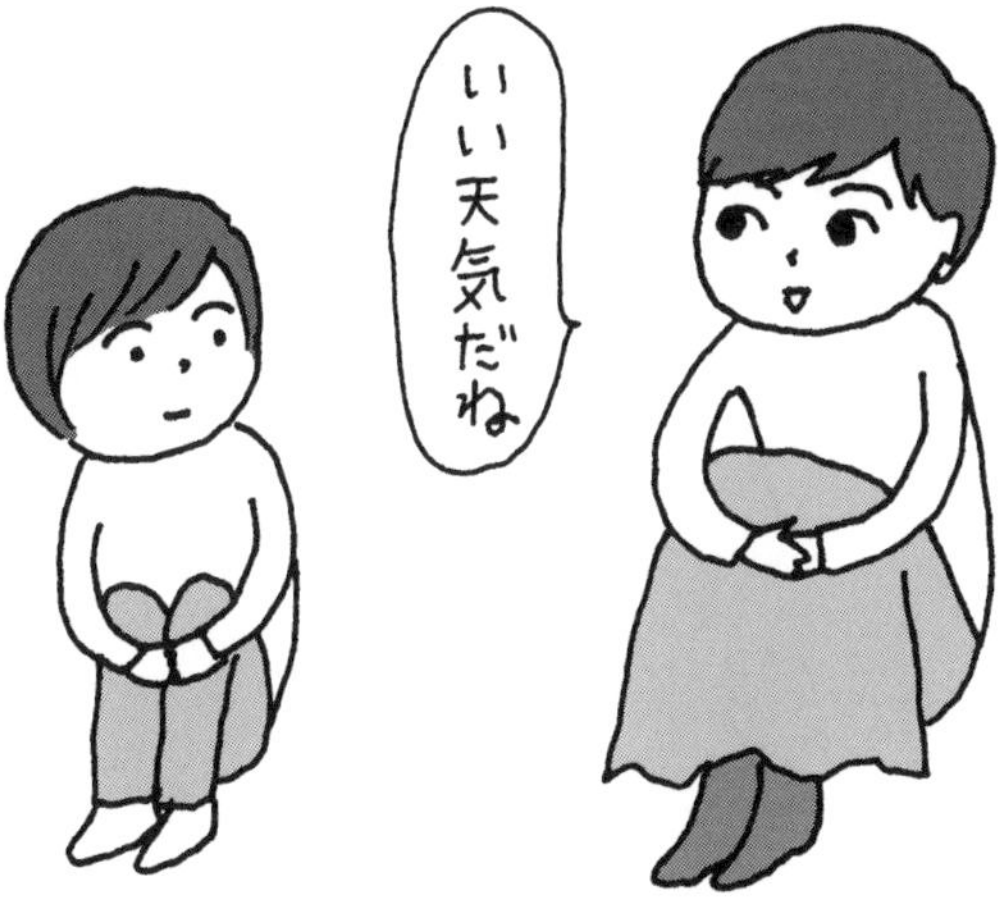


夜、月が見えたら、「……ちゃん、お月さまが見えるね。今日は三日月だね」と話しかけます。お風呂に入るときも、「……くん、お風呂に入るとあたたまるね。あったかいね～」と話しかけます。夜寝るときも、「……ちゃん、今日も一日、お疲れ様。ぐっすり寝ようね。お休みなさい」と話しかけます。こんなふうに、朝から晩まで、「内なるチャイルド」に声をかけ、話しかけ続けてください。

work 5

## 「内なるチャイルド」の存在を心と身体で感じる

「内なるチャイルド」に名前をつけ、日々、話しかけるようになると、次第にチャイルドがリアルに応答してきてくれるようになります。「おはよう」と話しかければ、「おはよう」と。「おいしいね！」と話しかければ、「うん、おいしいね！」と。チャイルドはあなたの身体のどこにいるでしょうか？　それを感じてみましょう。チャイルドはあなたの心のどこにいるでしょうか？　それも感じてみましょう。

私もそうですが、多くの人が、チャイルドは胸からお腹のあたりにかけて、存在するように感じるようです。まるでチャイルドを抱っこしているかのように。こんなふうに、「内なるチャイルド」の存在を、リアルに、ありありと、心と身

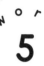

体で感じるようにしましょう。

内なる
チャイルドを
心と身体で
感じる

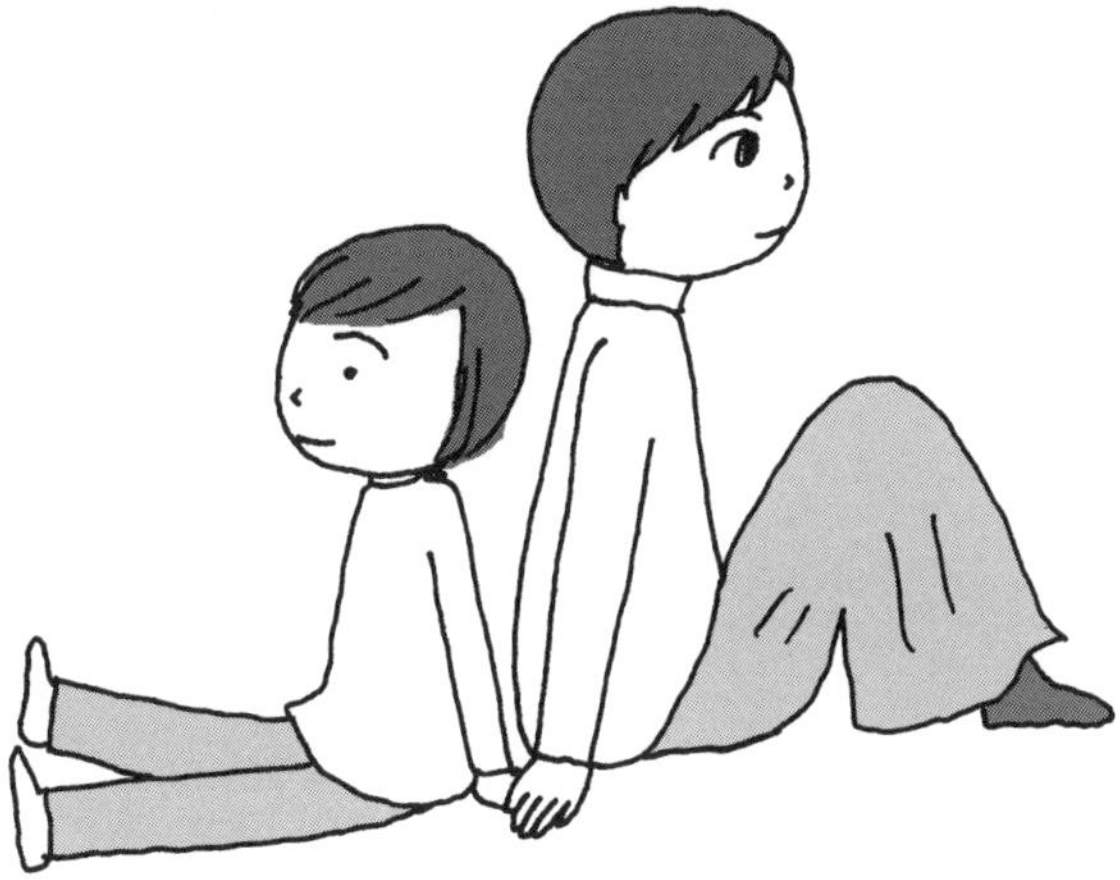

work 6

# 「内なるチャイルド」の欲求に耳をかたむけ、欲求を満たす

第8章で「子どもの感情欲求（すべての子どもにおいて当然満たされるべき心の欲求）」について紹介しましたね。これらの感情欲求は、私たちの「内なるチャイルド」にも当然あります。子ども時代にこれらの欲求が満たされなかったことについては、取り返すことができませんが、今、私たちの中にある「内なるチャイルド」の感情欲求は、あなた自身がそれに耳を傾け、満たすことができます。

第8章でも示した通り、感情欲求には5種類あって、具体的には、【①安心したい、愛されたい、理解されたい、守られたい、自分と他者を信頼したい、②自分に自信をもちたい、上手にできるようになりたい、しっかりした自分になりたい、物事にチャレンジしたい、③自分の欲求や感情や意思をまず大事にしたい、

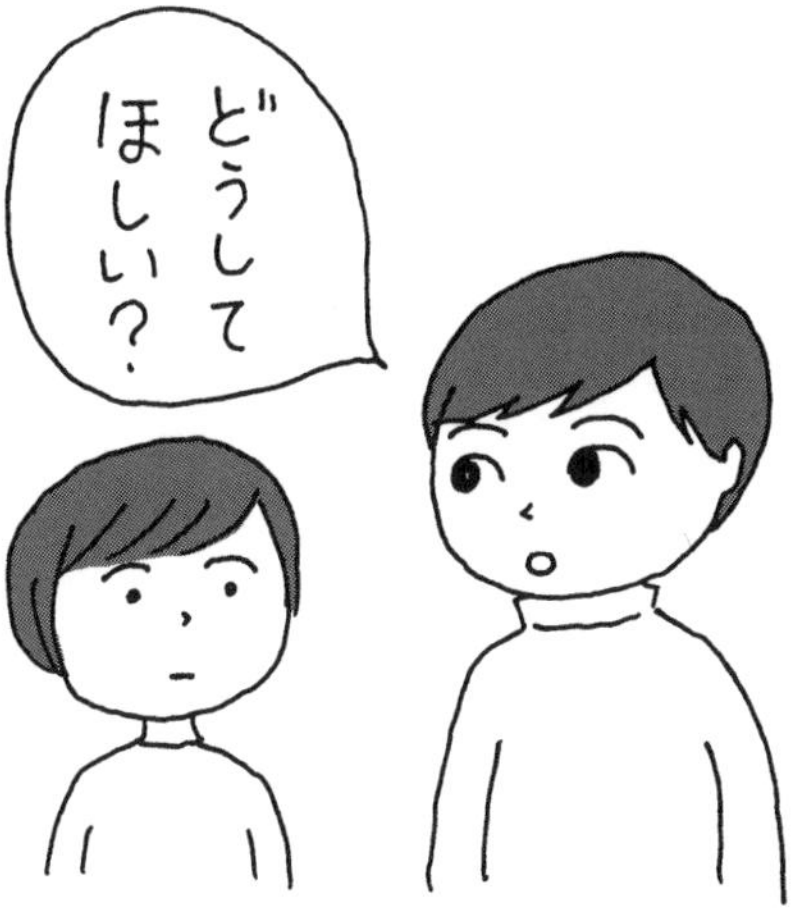


自分の欲求を大事にしてほしい、④のびのびと暮らしたい、人生を楽しみたい、⑤ルールを守り、みんなと平等でありたい、自分だけでなく他人の権利も大事にしたい】というものでしたね。

ぜひ、「内なるチャイルド」に対して、「今、何を欲しているの？」「私にどうしてもらいたい？」「私はあなたに何をしてあげられるかしら？」と声かけし、チャイルドの欲求に耳をかたむけ、その欲求に応えてあげましょう。

work 7

# 「呪いのことば」から「内なるチャイルド」を守る

スキーマ、すなわち「呪いのことば」は、チャイルドを攻撃したり、チャイルドに無理な要求を突きつけたりするものばかりです。ですから「呪いのことば」があなたの脳裏をよぎったら、それに持っていかれるのではなく、そのことばからあなたの「内なるチャイルド」を守ってあげましょう。

たとえば、【人は私を見捨てる】という呪いが聞こえたら、【今、変な呪いのことばが聞こえたけど、○○ちゃんは、この言葉をうのみにしなくていいからね～！少なくとも私は絶対に○○ちゃんを見捨てたりしない。心配しなくていいよ】とチャイルドに言ってあげたり、【自分はいつでも完璧であるべきだ。完璧でない自分は許せない】という呪いがふりかかってきたら、「いつも完璧でいるなんて

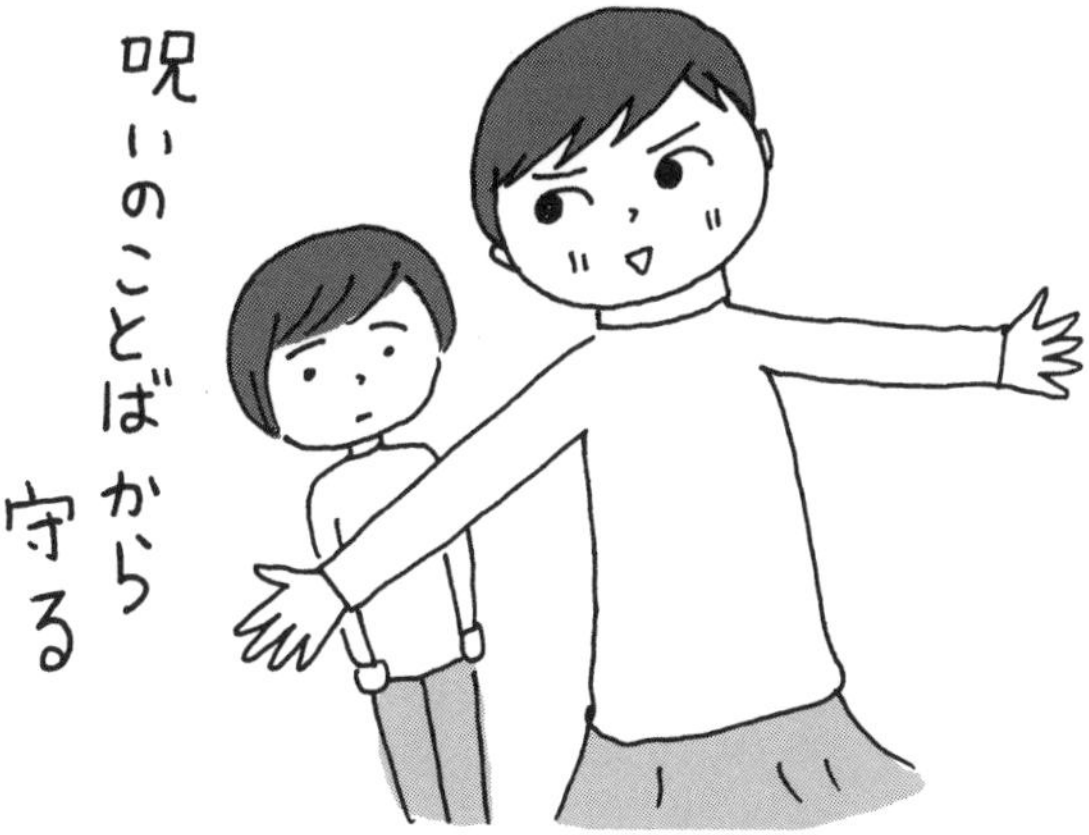


無理だよね。完璧なんか目指すと、心身ともに疲れ果てるから、やめておこうね。人の価値は完璧とかそういうこととは全然関係ないんだよ。リラックスして、楽しく生きていこう!」と声かけしてあげたりしましょう。

そうやって「呪いのことば」から「内なるチャイルド」を守っていくのです。

work 8

# 「内なるチャイルド」を癒し、なぐさめ、ケアする

傷ついた「内なるチャイルド」は、癒しやなぐさめ、そしてケアを必要としています。「内なるチャイルド」が傷ついて、苦しんだり、おびえていたり、落ち込んだり、不安だったりすることに気がついたら、イメージの中で、チャイルドを抱っこしたり、チャイルドの背中をなでたり、チャイルドをよしよししたりするなどして、ケアしましょう。チャイルドが泣いていたら、「泣いちゃだめ！」ではなく、「どうしたの？」と声をかけ、十分にその傷ついた気持ちを聞いてから、ケアするのです。

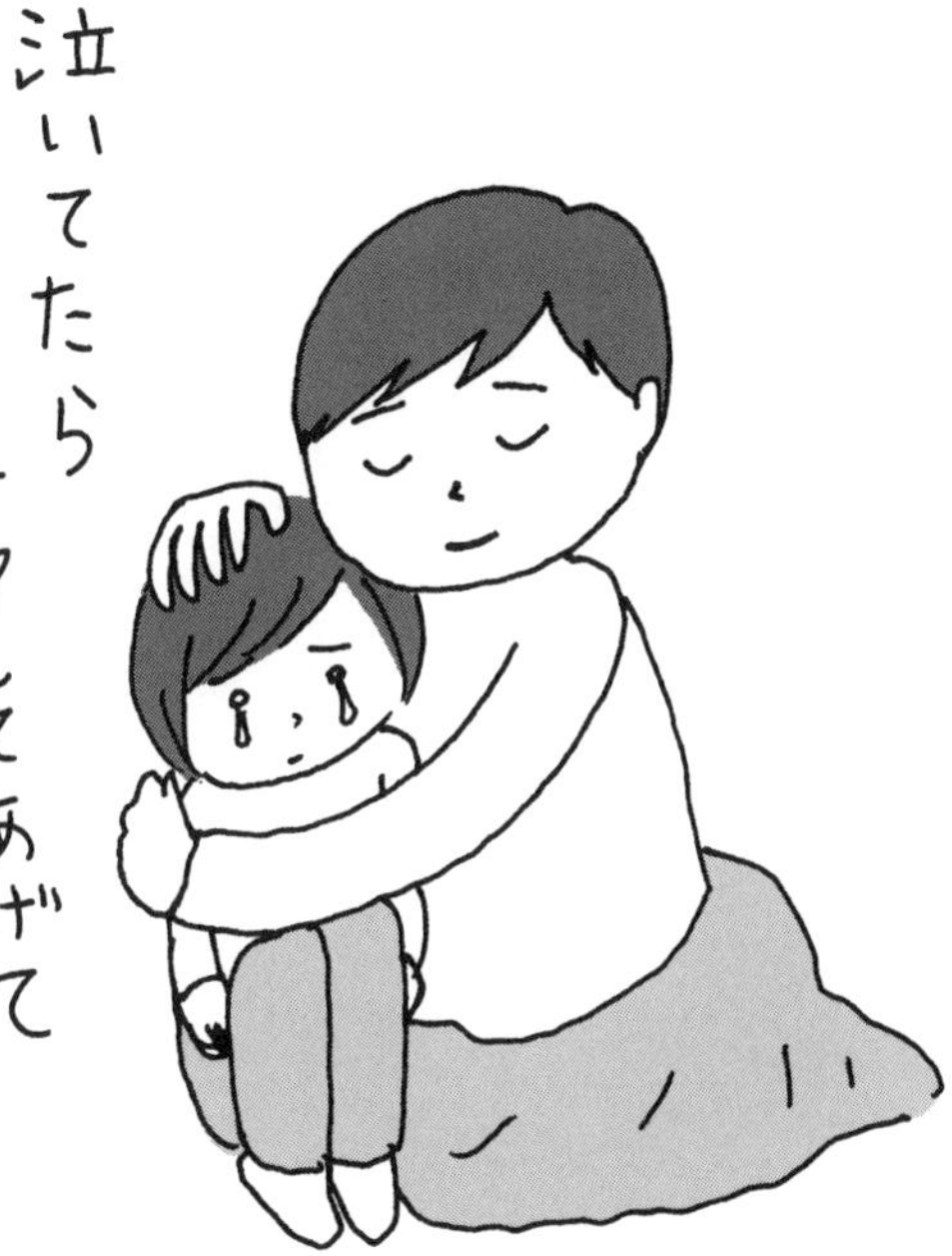
泣いてたら
ケアしてあげて

work

# 9

## 「内なるチャイルド」を励まし、応援する

ときにはチャイルドの背中を押して、励ましたり応援したりすることが必要な場合もあります。「内なるチャイルド」が、なかなか自己主張できなかったり、本当はやりたいことがあるのに躊躇して挑戦できなかったりする場合は、単によしよしするだけでなく、「勇気を出して、一歩踏み出してごらん」「自分の言いたいことを言葉にして言ってごらん」「失敗してもいいから、チャレンジしてみようか」と声かけをして、チャイルドがやりたいことができるように、言いたいことが言えるように、励ますのです。「内なるチャイルド」の応援をするのです。

もし少しでも何かチャレンジができたら、その結果に関わらず、「すごいね、よく頑張ったね」「いつでも君を応援しているよ」とさらに励ましや応援の声か

けをしてあげましょう。

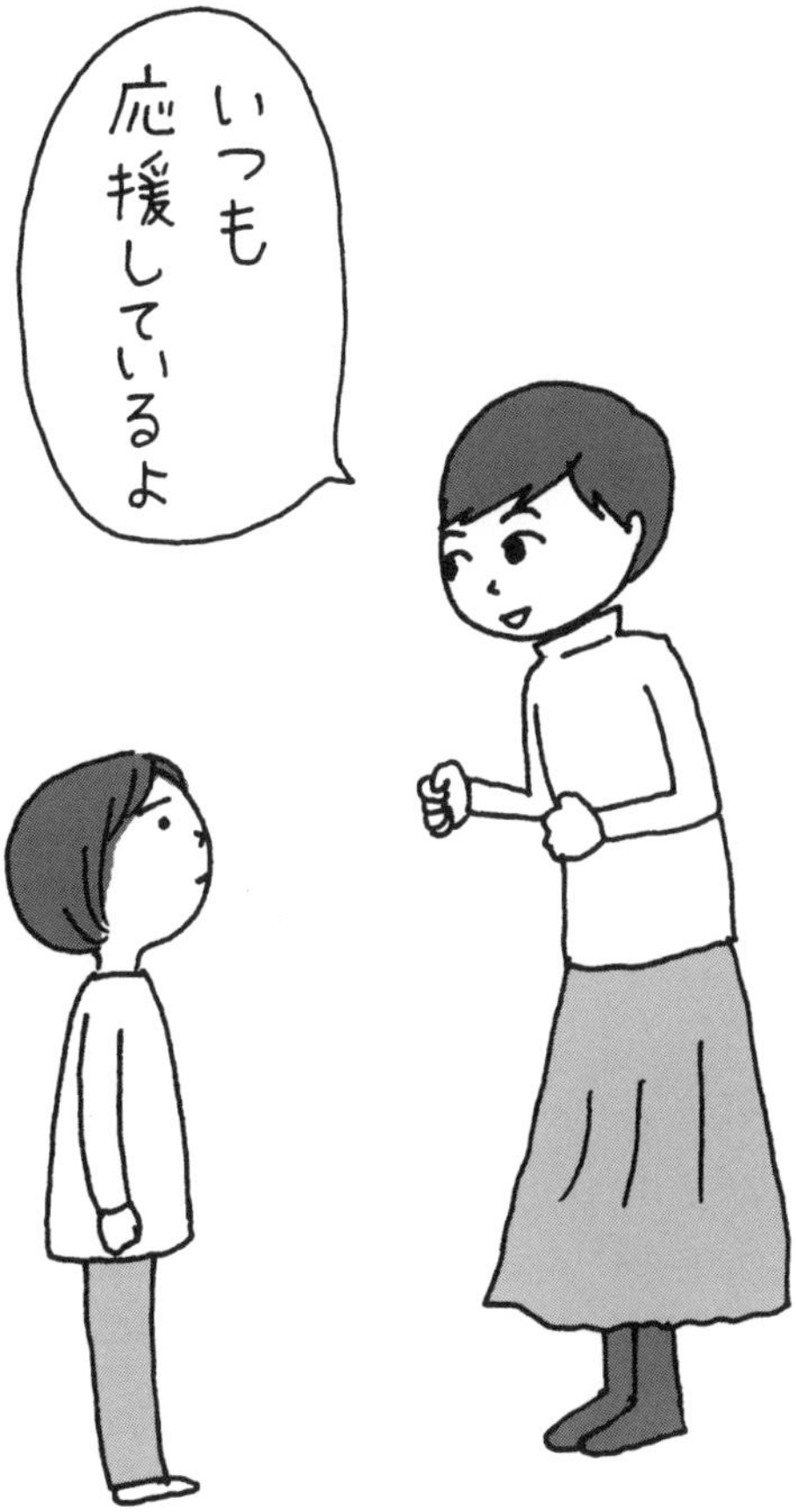

work 10

# 「内なるチャイルド」と「希望のことば」と共に生きていく

これが本書の最後のワークになります。スキーマ療法で最も重視されているのは、つねに「内なるチャイルド」にアクセスし、傷ついたチャイルドを癒し、チャイルドが生きたいように生きるのを応援することです。そしてつねに「希望のことば」を持ち続け、自分を応援し続けることです。

この2つを実行できれば、あなたはつねに自分を上手に助け、より幸せに生きていけることでしょう。そしてそれができれば、今度は他人の「内なるチャイルド」をケアし、他の人に対しても「希望のことば」を投げかけることができるようになるでしょう。そうやって、この世の中を、「内なるチャイルド」をケアし、「希望のことば」に満ちたものにしていけたら、素敵だと思いませんか？　ぜひそういう世の中を一緒に作っていきましょう。

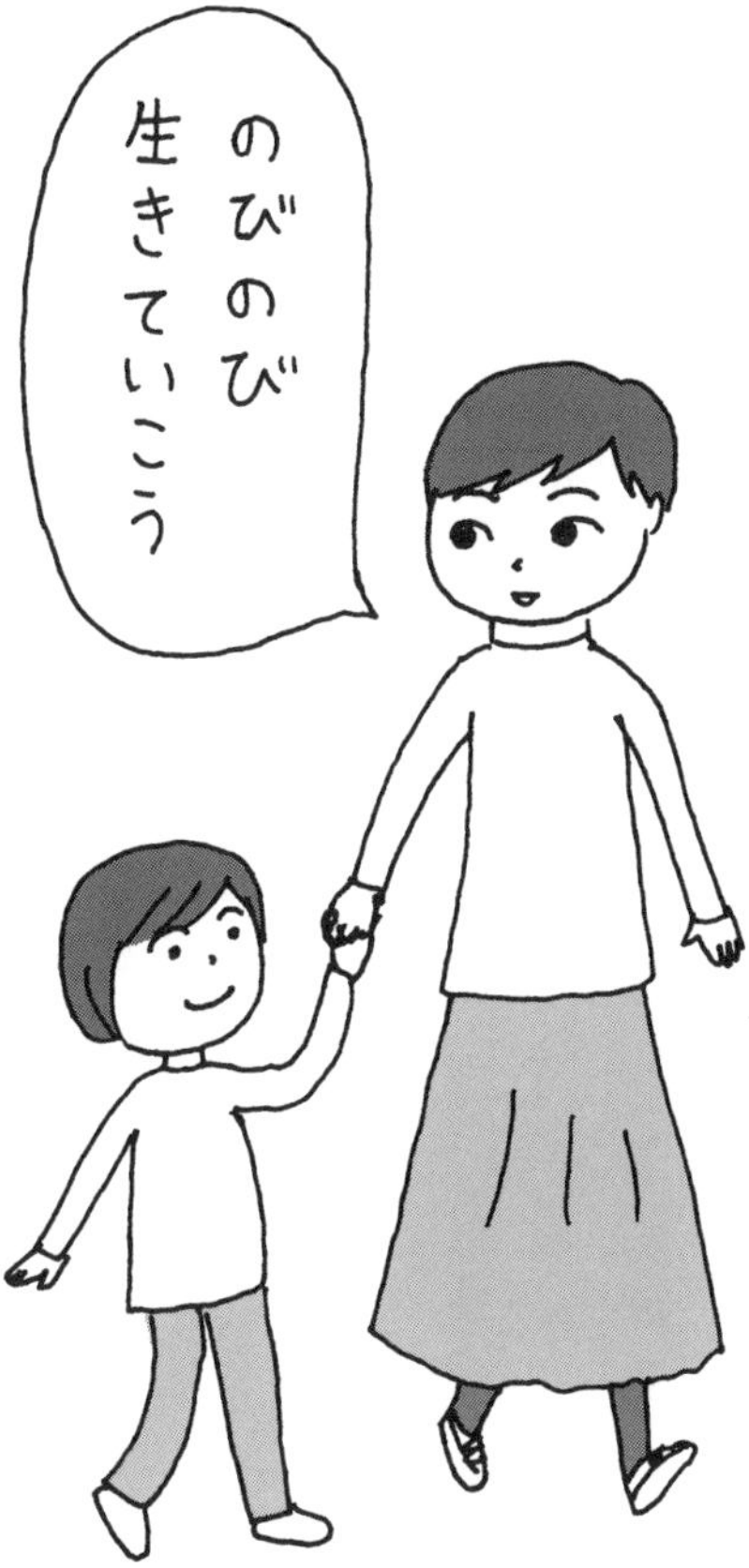

# おわりに

個人的なことを書かせてください。本書を書いた2019年後半は、実は私にとっては人生最大のピンチの時期でした。家族が重大な病気で倒れ、私はフルタイムで仕事をしつつ、その対応に追われていました。私自身も夏に熱中症にかかり、それをきっかけに心身に数々の不調が起き、「こんなんだったら、死んでしまってもいいや」と思う日々が続きました。今も、病気の家族やそれにかかわる対応に追われていますし、私の心身のコンディションも波があって、悪いときは非常に悪く、とてもしんどいです。

そんななかで、本書を書きました。これまで読者の方々のセルフヘルプを応援するような本を何冊か書きましたが、今回は、完全に自分のために書きました。私が私自身のセルフヘルプを全力でできるよう、私自身を応援するために書きました。そして今、私は何とか生きています。万全なコンディションには程遠いのですが、周りの人に助けられつつ、そして自分で自分を助けつつ、何とか生きて、生活しています。それを支えてくれているのが、本書で紹介した１００のワークです。これらのワークを実践しながら、私は何とか自分を助けつつ生きているのです。

それらを皆さんにおすそ分けする感覚で、本書を書きました。元気なときなら、もっと短期間で書き上げられたのでしょうが、今回はそんな体力と気力はなかったですし、むしろ、あえてかみしめるように、毎日、少しずつ書き進めました。そしてこうやって書き上げてみると、「確かに本書で紹介したワークに、私は日々、助けられているなあ」と実感するばかりです。

どうか皆さん、生きていれば、いろんなストレス体験があり、いろんな傷つきやピンチがあるかと思いますが、本書で紹介したワークを１つでも２つでも実践していただき、生き延びてください。生き延びる限り、自分自身を支え、助けてあげてください。それがひいては、互いに助け合うことのできる、あたたかい社会につながるのだと思います。本書を手に取ってくださり、どうもありがとうございました。またお目にかかりましょう！

## ［巻末1］「苦しさ」と「しあわせ」のものさし

今、自分はどれだけ苦しいか

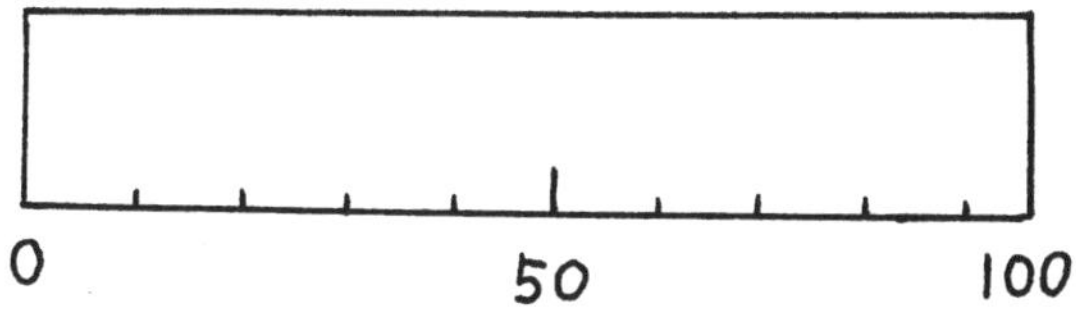


今、自分はどれだけしあわせか

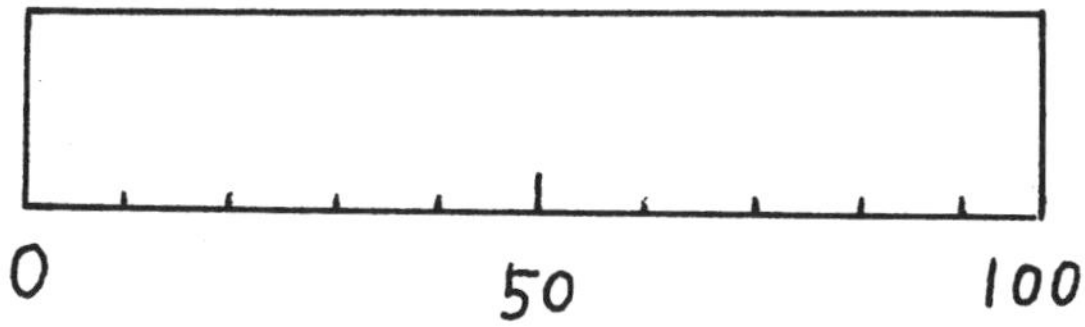

## ［巻末2］ ものさしの記録をつけましょう

| | 苦しさ | しあわせ |
|---|---|---|
| 月　日 | 点 | 点 |
| | | |
| | | |
| | | |
| | | |
| | | |
| | | |

## ［巻末3］ サポートネットワークを書き出しましょう

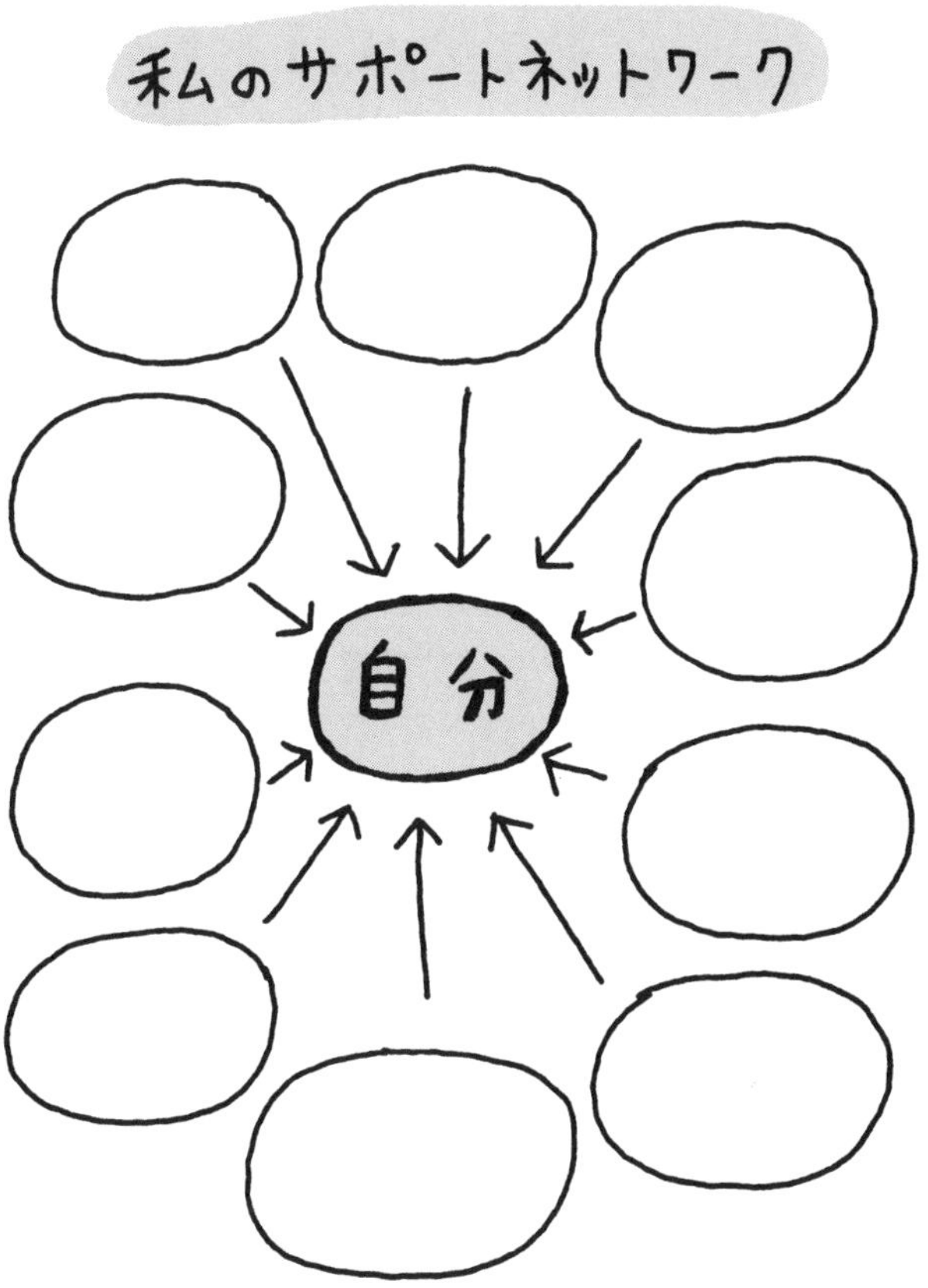

## ［巻末4］ ストレス日記をつけましょう

| 月　日 | どんなストレスがあった？ | |
|---|---|---|
| | | |
| | | |
| | | |
| | | |
| | | |
| | | |

## ［巻末5］ ストレス体験を書き出しましょう

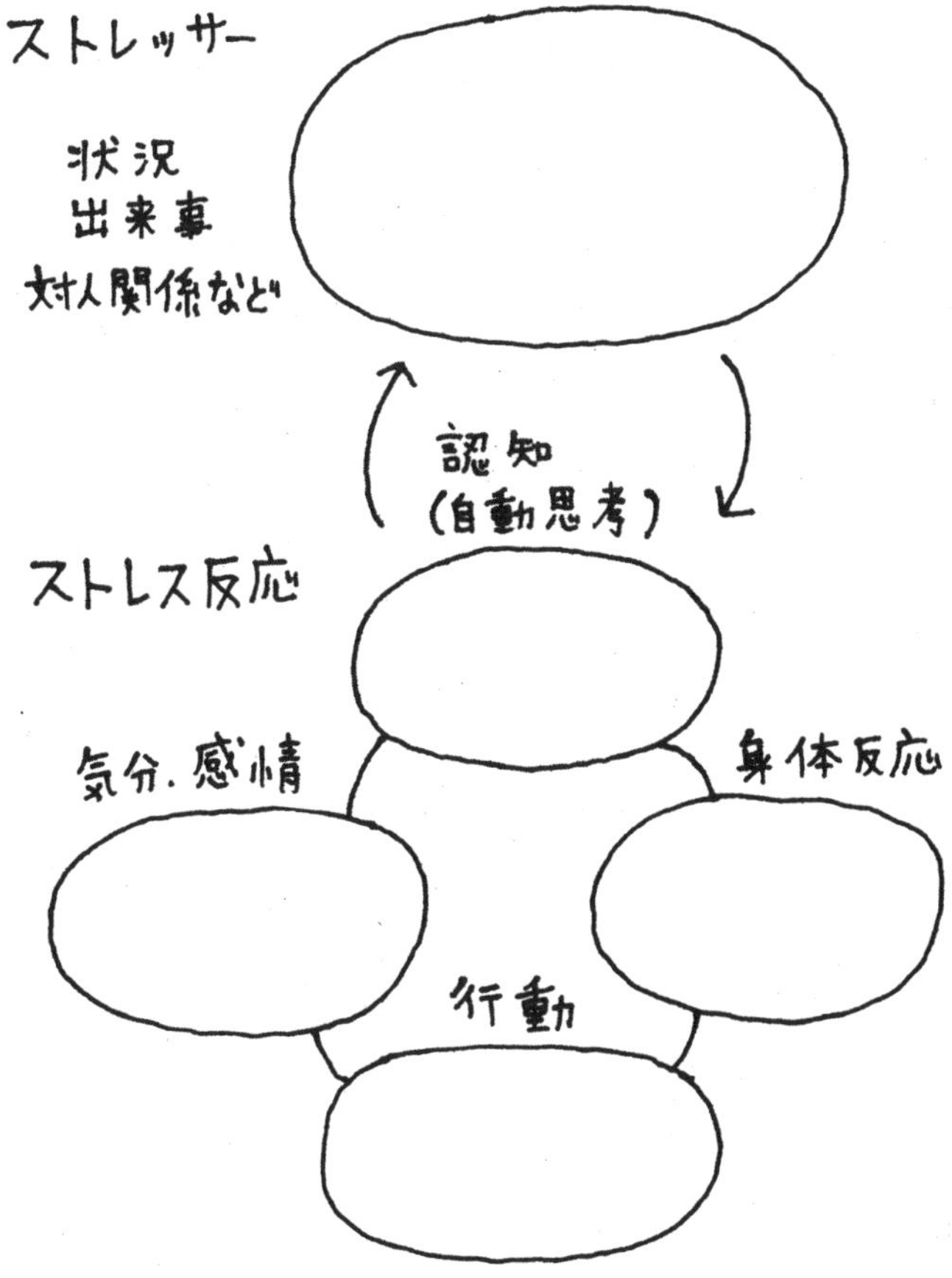

## ［巻末6］ コーピングレパートリーを増やしましょう

**伊藤絵美**　*Ito Emi*

公認心理師、臨床心理士、精神保健福祉士。洗足ストレスコーピング・サポートオフィス所長。千葉大学子どものこころの発達教育研究センター特任教授。慶應義塾大学文学部人間関係学科心理学専攻卒業。同大学大学院社会学研究科博士課程修了、博士(社会学)。専門は臨床心理学、ストレス心理学、認知行動療法、スキーマ療法。大学院在籍時より精神科クリニックにてカウンセラーとして勤務。その後、民間企業でのメンタルヘルスの仕事に従事し、2004年より認知行動療法に基づくカウンセリングを提供する専門機関を開設。主な著書に、『事例で学ぶ認知行動療法』(誠信書房)、『自分でできるスキーマ療法ワークブック Book1&Book2』(星和書店)、『ケアする人も楽になる認知行動療法入門 BOOK1&BOOK2』『ケアする人も楽になるマインドフルネス&スキーマ療法 BOOK1&BOOK2』(いずれも医学書院)、『イラスト版 子どものストレスマネジメント』(合同出版)などがある。

**細川貂々**　*Hosokawa Tenten*

漫画家・イラストレーター。セツ・モードセミナー出身。主な著書に、『ツレがうつになりまして。』『イグアナの嫁』(共に幻冬舎文庫)、『それでも母が大好きです』(朝日新聞出版)、『それでいい。』『やっぱり、それでいい。』『夫婦・パートナー関係も それでいい。』(いずれも水島広子との共著、創元社)、『生きづらいでしたか?』(平凡社)などがある。

**セルフケアの道《どう》具《ぐ》箱《ばこ》**

**ストレスと上手につきあう100のワーク**

2020年7月5日　初版
2024年8月5日　20刷

著者　伊藤絵美
イラストレーション　細川貂々
発行者　株式会社晶文社
〒101-0051 東京都千代田区神田神保町1-11
電話 03-3518-4940(代表)・4942(編集)
URL http://www.shobunsha.co.jp

印刷・製本　中央精版印刷株式会社


ISBN978-4-7949-7181-4 Printed in Japan